その不調、背中ストレッチが解決します。

体幹ストレッチインストラクター
吉田佳代［著］

医師
川本 徹［監修］

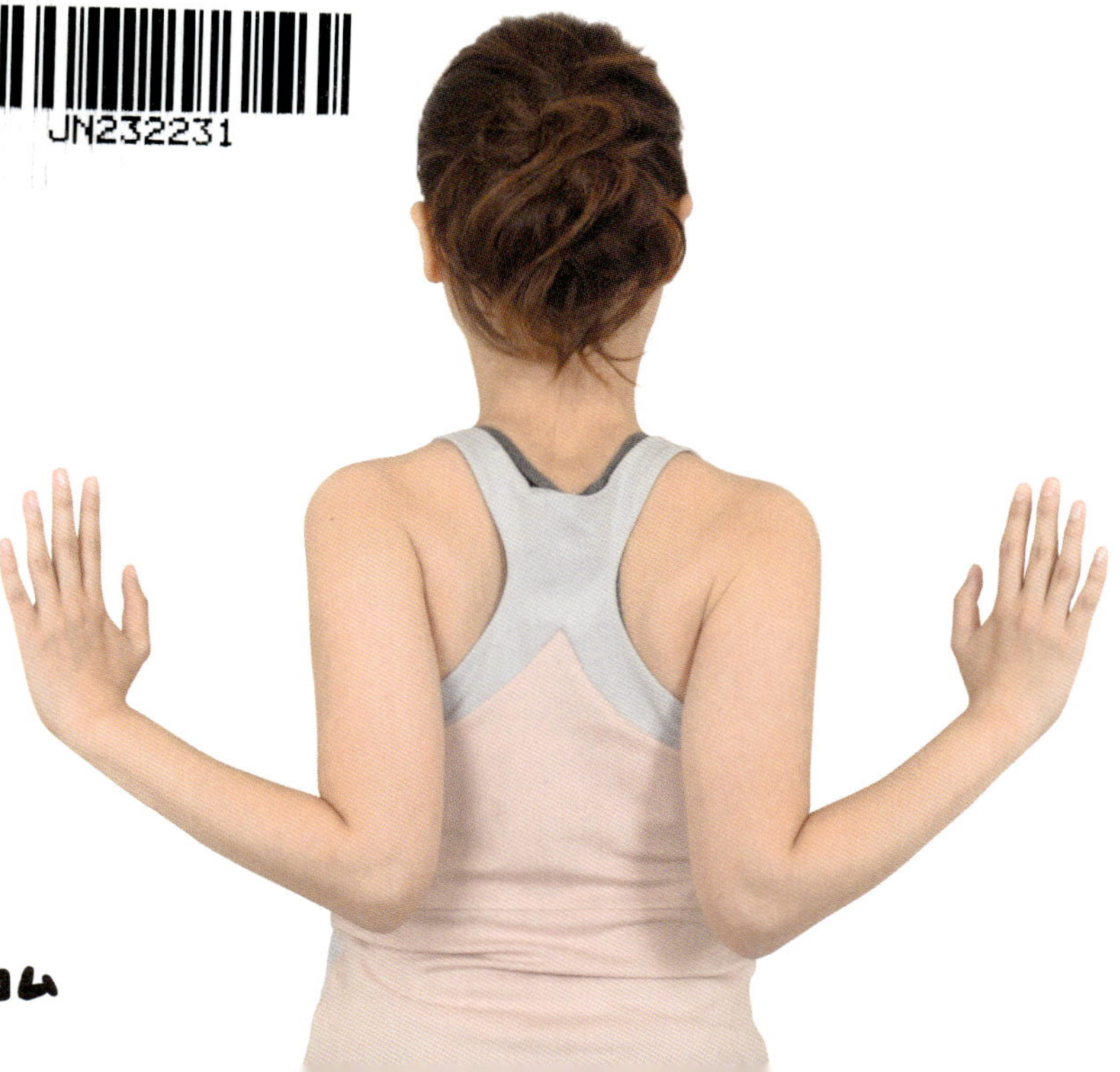

アスコム

肩こり、腰痛、疲れ、冷え性、
不眠、胃腸の不調などなど——。
なかなか治らない体の不調の多くは、
背中がガチガチに
硬くなっているのが原因だと
知っていましたか？

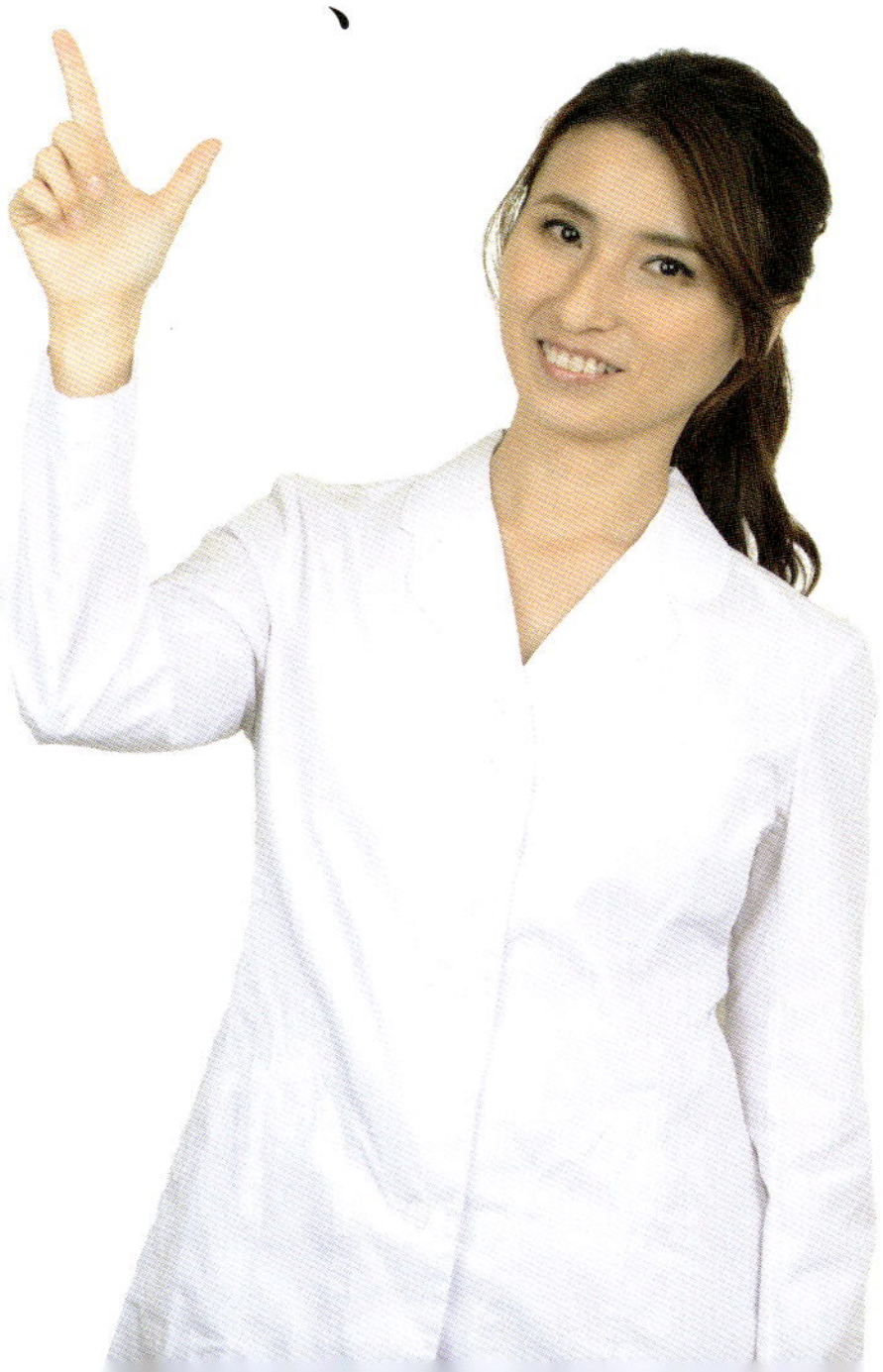

背中が硬くなっているかどうか、
簡単に確かめる方法があります。
写真のように「背中握手」を
あなたはできますか？
左右両方の手で、背中側で握手できるか試してみてください。

両方できなかった人

左右どちらかだけできた人

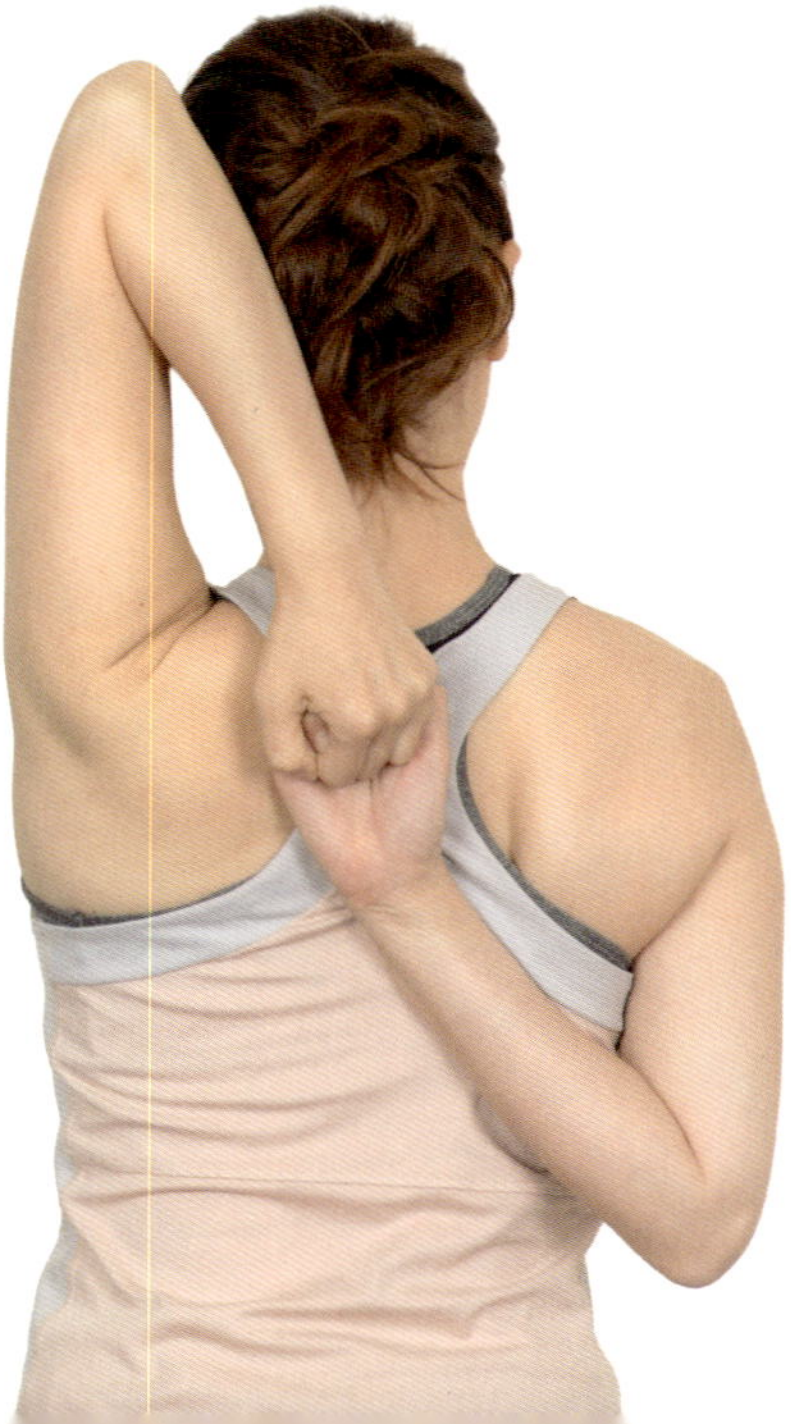

そんなあなたは要注意。

肩甲骨を中心とした背中まわりの筋肉が硬くなり、血流が悪くなっています。

また体の左右のバランスが崩れていて、それらが原因で心身が不調になっている可能性があります。

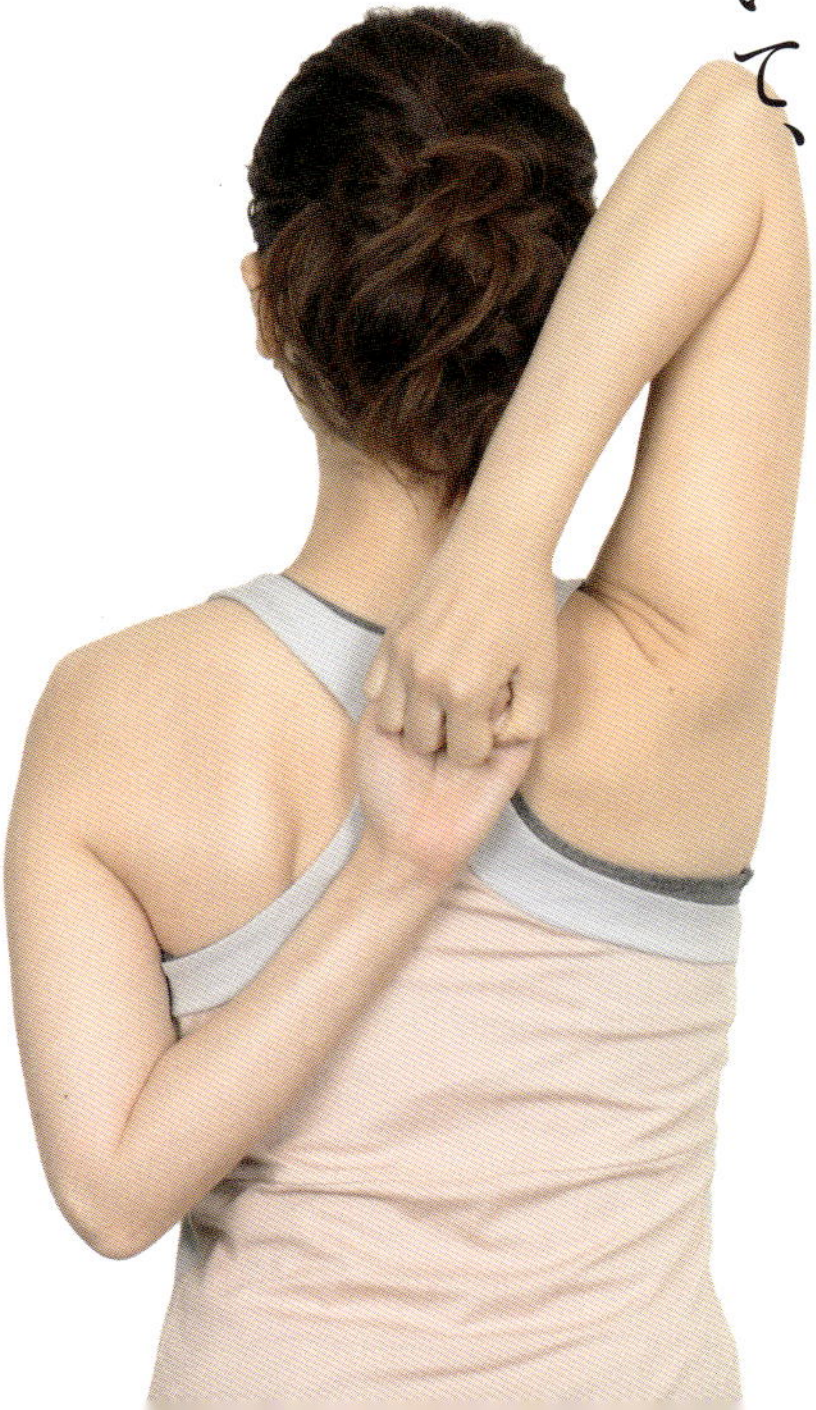

背中がやわらかい人は、こんなに元気！

背中がやわらかい人たちは本当に健康なのでしょうか？

背中をよく使う運動ですぐに思い浮かぶのは水泳ですね。

そこで、スイミングスクールに通う人たちにお話を聞いてみました。


水泳をはじめられて良かったことを教えてください。


「風邪をひかなくなりましたね」

「5、6キロは痩《や》せました。サイズがLからMに」

「歩くのが早くなりました。歩幅も広いし」

「腰の痛みがなくなりましたね」

「背筋が伸び身長がまったく縮《ちぢ》まりません」

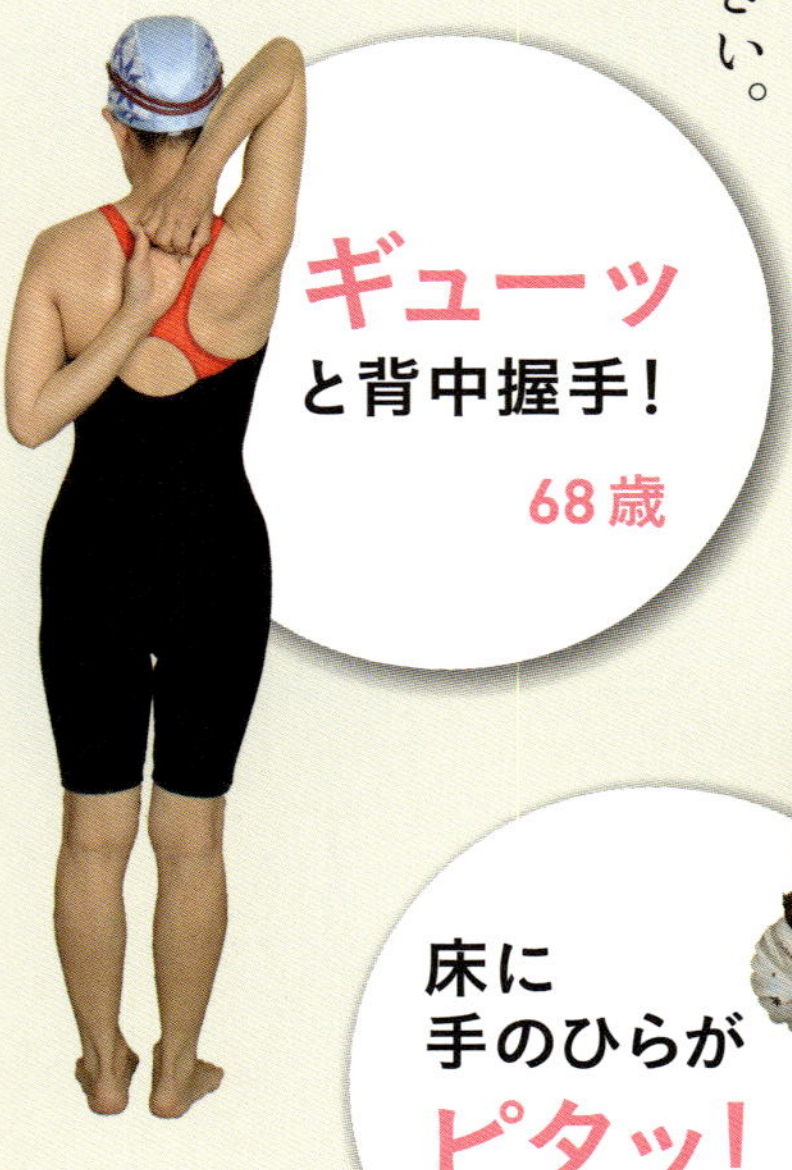
ギューッ
と背中握手！
68歳

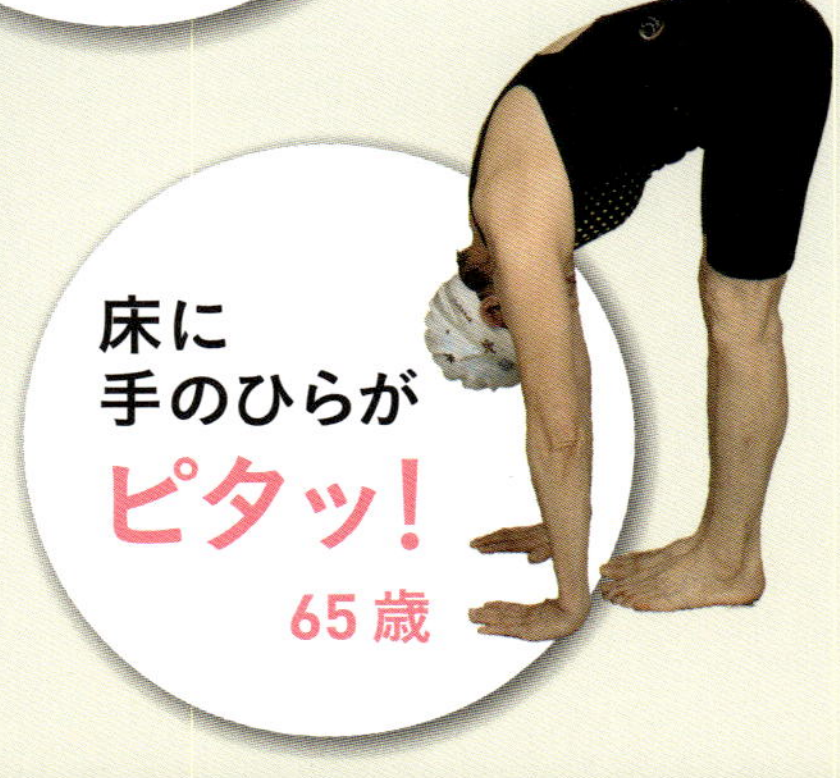
床に
手のひらが
ピタッ！
65歳

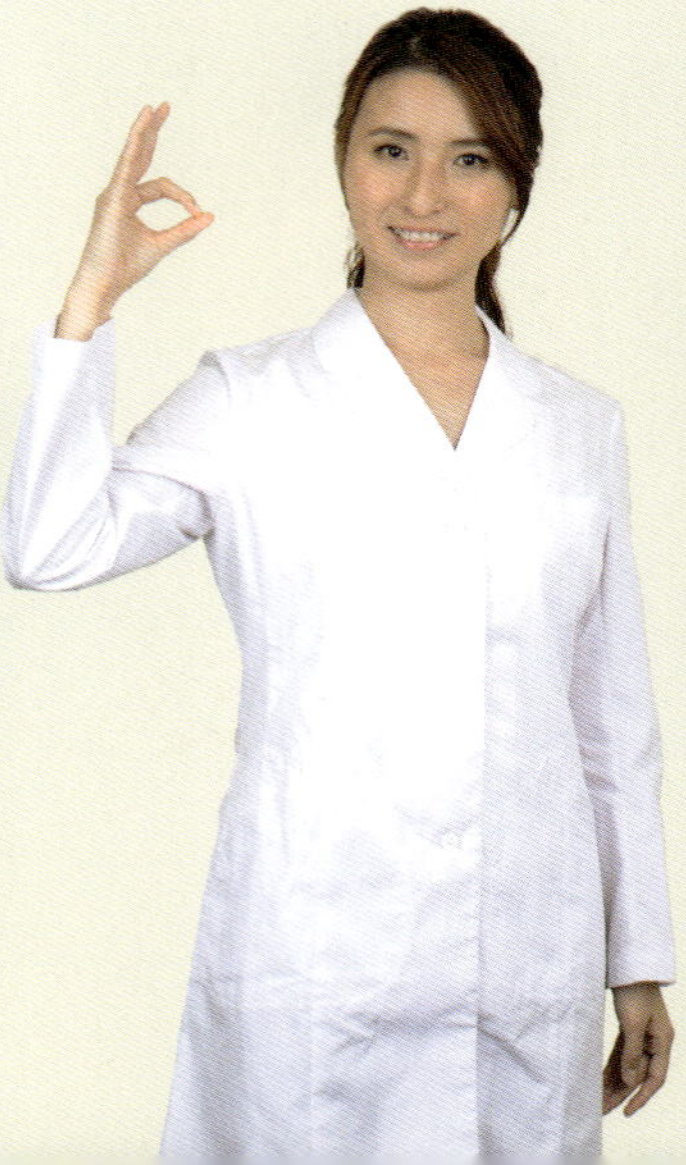

「体が軽い。締《し》まった感じがします」

「肩こりがなくなりました」

「疲れることが少なくなりましたね」

「夜、ぐっすり眠れるんですよ」

「薬を飲まなくても元気です」


とにかくみなさん、姿勢が素晴らしいことに驚きました。

姿勢がいいと、年齢よりはるかに若く見えますからね。

みなさん水泳をはじめられて10年以上になるそうですが、

背中がやわらかくなると、こんなに健康になれるのです。

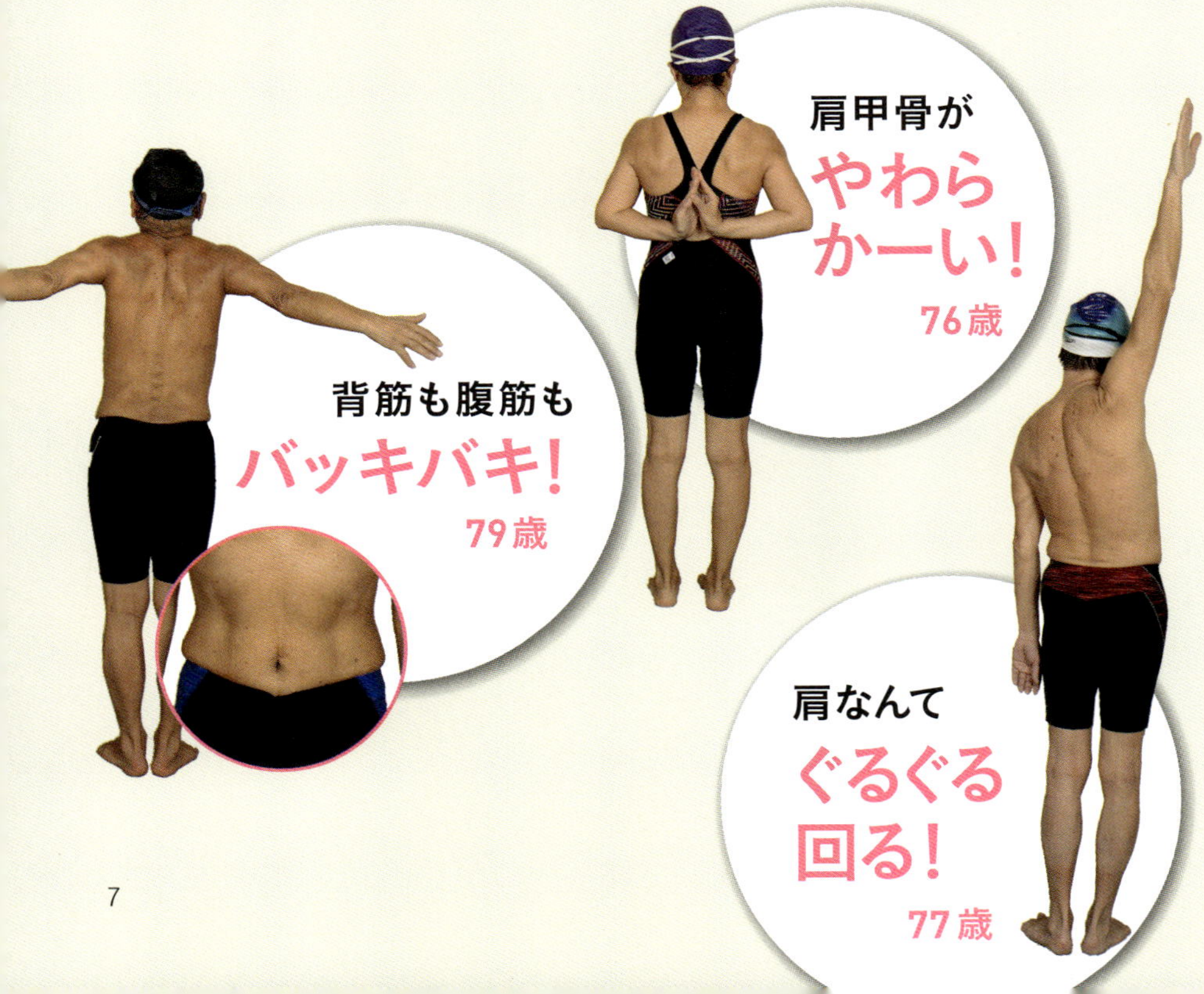
肩甲骨が
やわらかーい！
76歳
背筋も腹筋も
バッキバキ！
79歳
肩なんて
ぐるぐる回る！
77歳

背中は、全身の血液のめぐりの中継点。だから重要！

筋肉には体を動かしたり、心臓や内臓などを衝撃から守ったり、熱をつくったりするだけでなく、血液の循環をサポートする大切な役割があります。

私たちの体は、筋肉をよく動かすことで体のすみずみまで酸素や栄養を届け、不要となった老廃物などを流し去ることができているのです。

血流の低下は、全身のさまざまな不調を引き起こします。

背中が硬くなると、心臓から送られてきた新鮮な血液を背中で停滞させてしまいます。また、排出しなければいけない老廃物などを滞《とどこお》らせてしまいます。加えて筋肉の緊張状態が続き痛みやこりをともなうようになると交感神経を刺激し、血管が収縮して血流がさらに悪くなってしまいます。それが原因で、疲れやダルさ、ストレス、冷え性、うつ、血糖値や血圧を調節する機能の低下、内臓機能の低下などを招いているのです。

背中の筋肉が硬いと、血流が悪くなって、老廃物が溜まり、全身に栄養分を与えられなくなります

背中がやわらかい

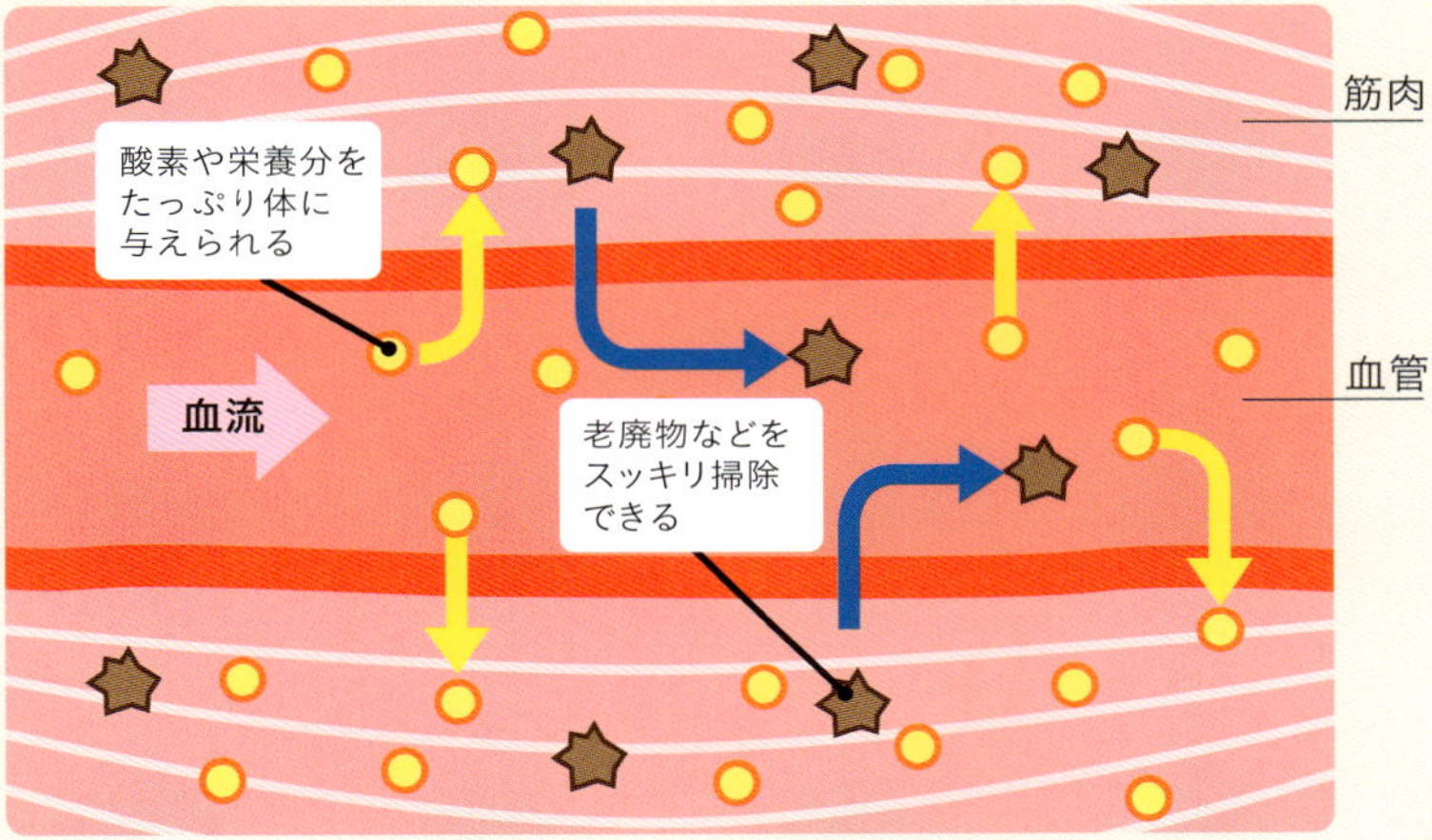

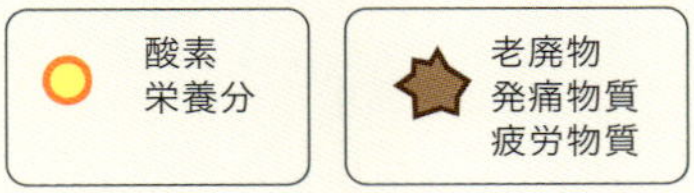

背中が硬い

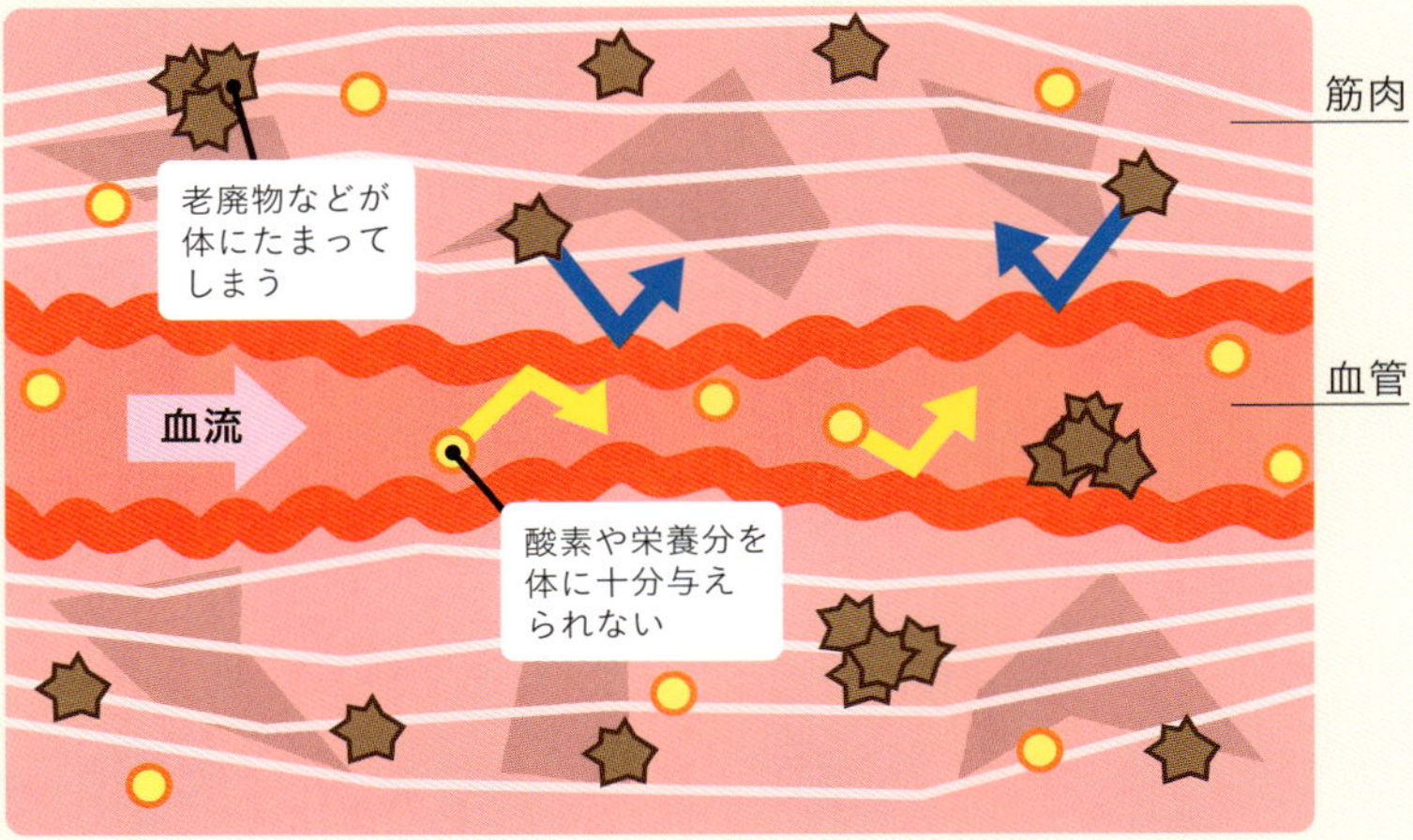

でも、安心してください。

今は背中握手ができない人でも、
この本で紹介する
「背中ストレッチ」を
1日たった3分、3週間
続けてみてください。
すると、ガチガチだった背中まわりの筋肉がほぐれて、
左右両方の背中握手ができるようになります。

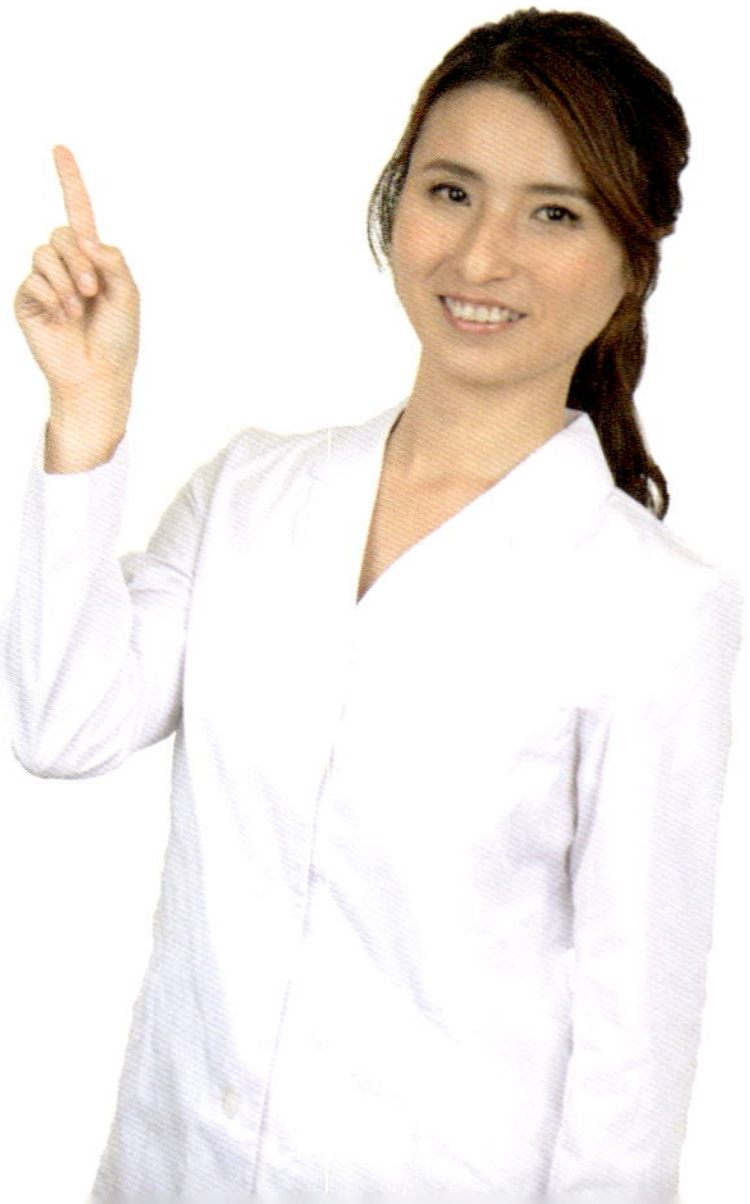

それと同時に全身の血流がアップして、あなたを
悩ませる体の不調は、みるみる改善に向かっていきます。

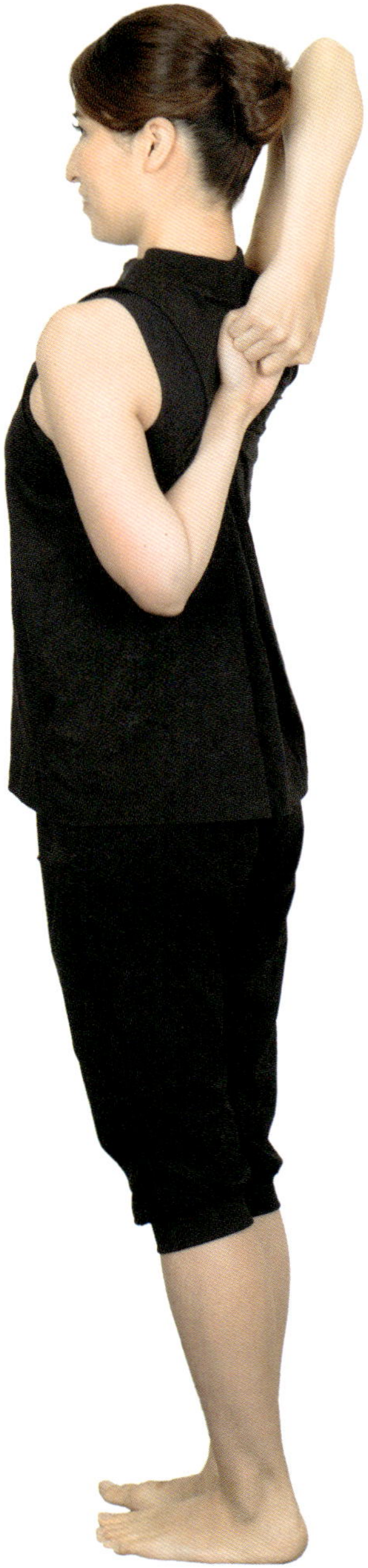

さあ、ギューッと背中握手を目指して、
「背中ストレッチ」をしてみましょう！

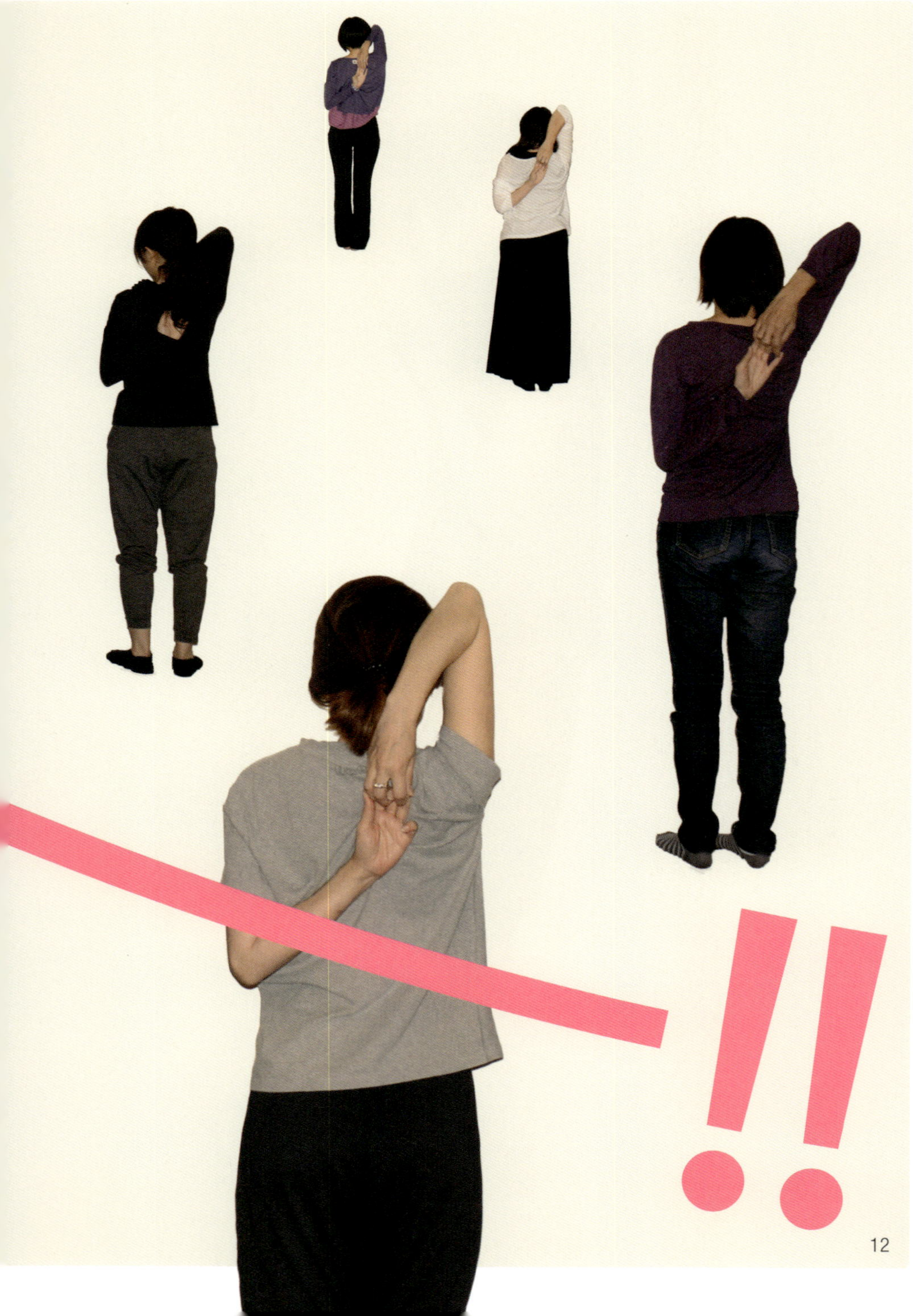

みんなでギュー

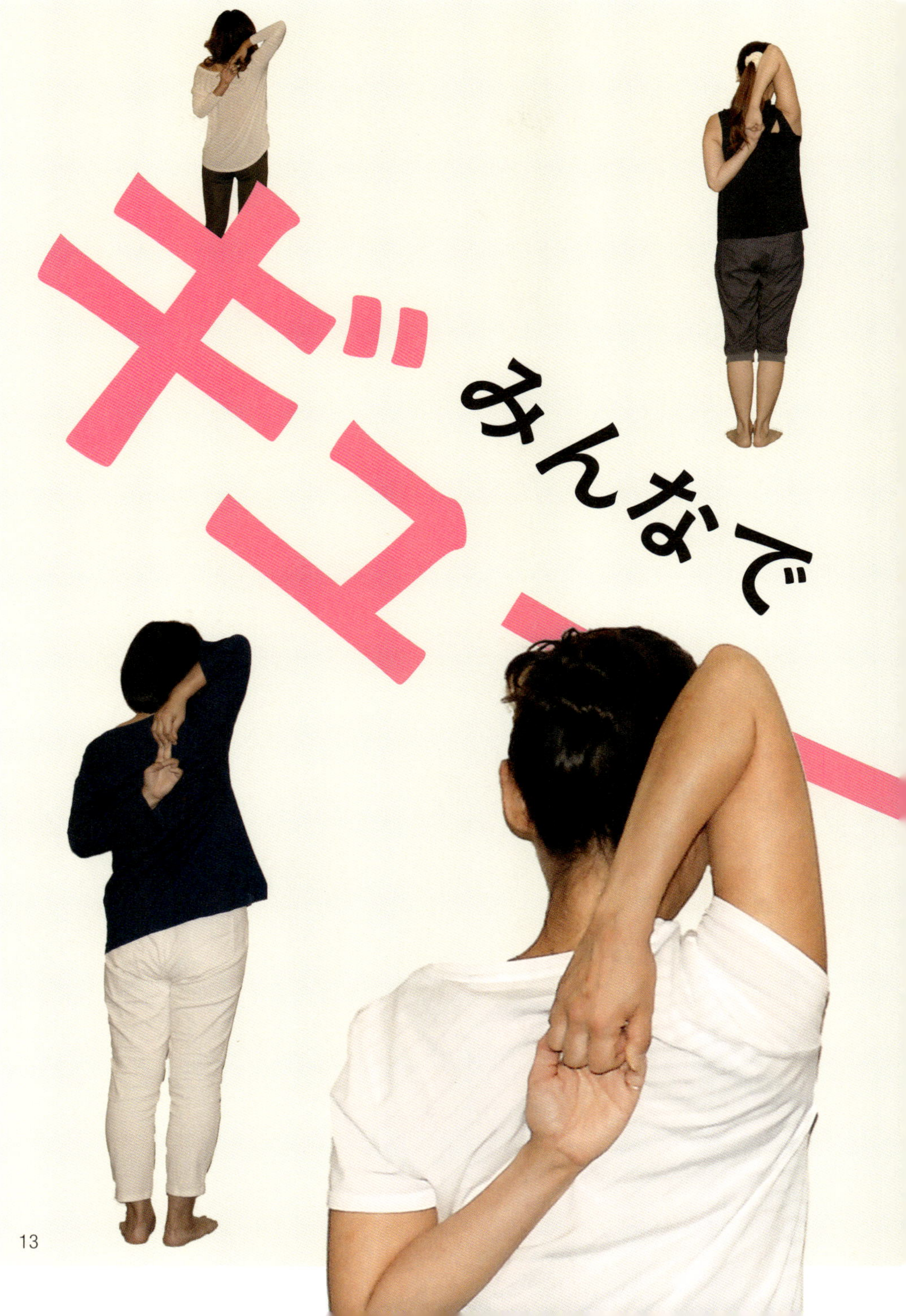

「背中ストレッチ」の
すばらしいところは、
効果が「見える化」して
実感できること。

ぜひ、背中握手ができたときの
「達成感」と「爽快感」を
楽しんでください。

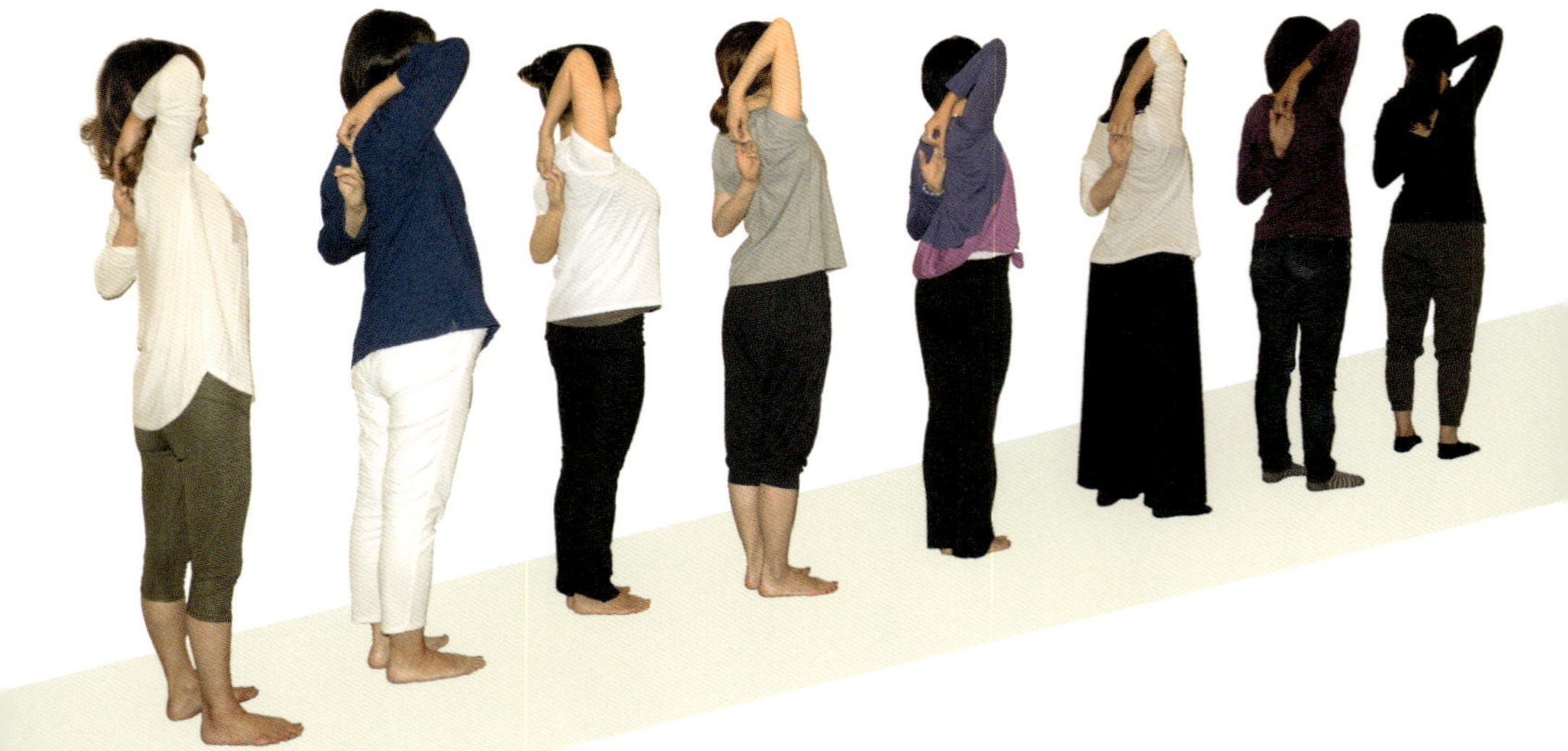

1センチでも背中握手に
近づくことができれば、
あなたの体調もそれだけ
良くなっているわけです。

この本では、1日3分、
3週間で背中握手ができるように、
4つの「背中ストレッチ」を紹介します。

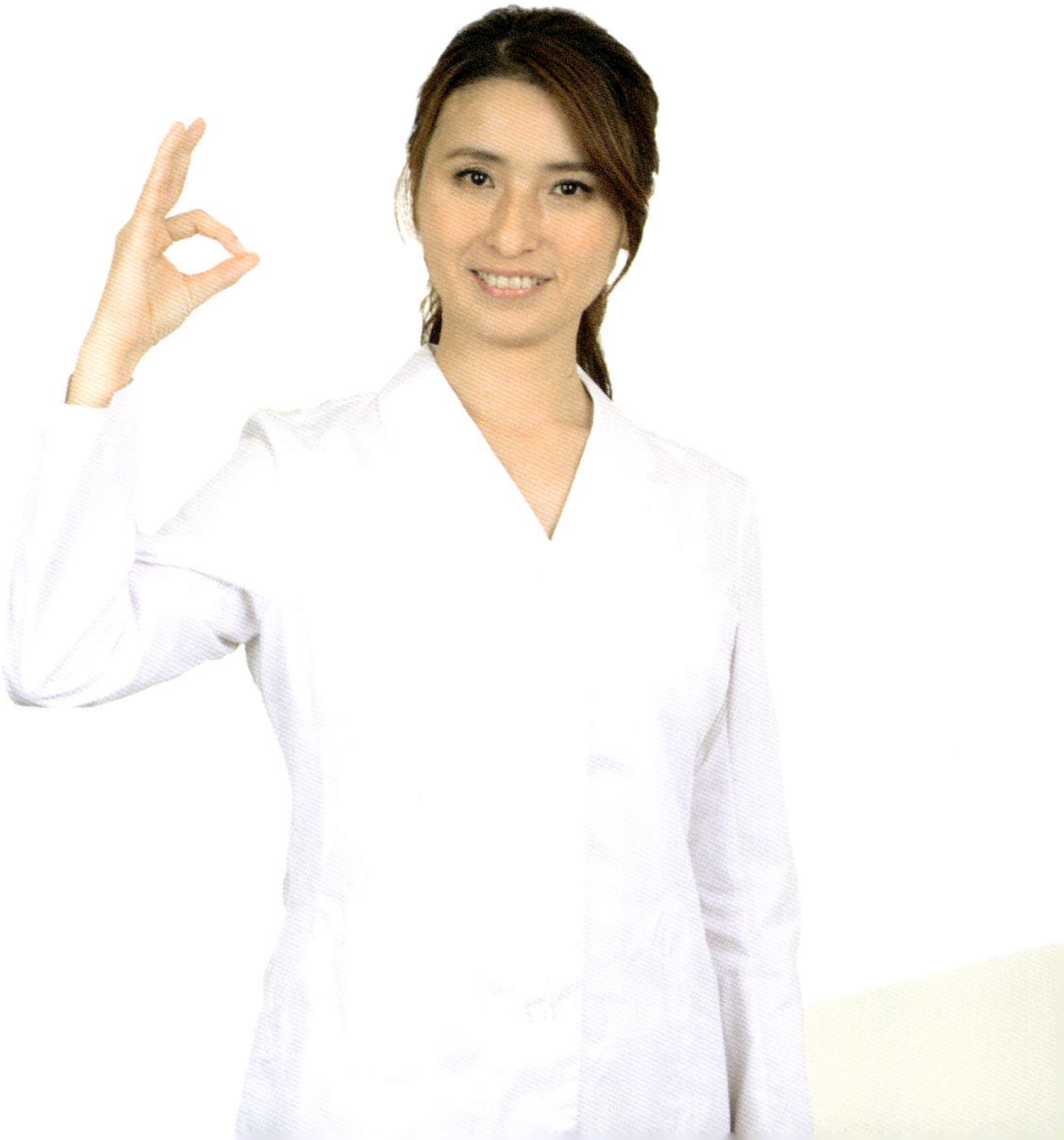

ダブルハンド壁押し

1

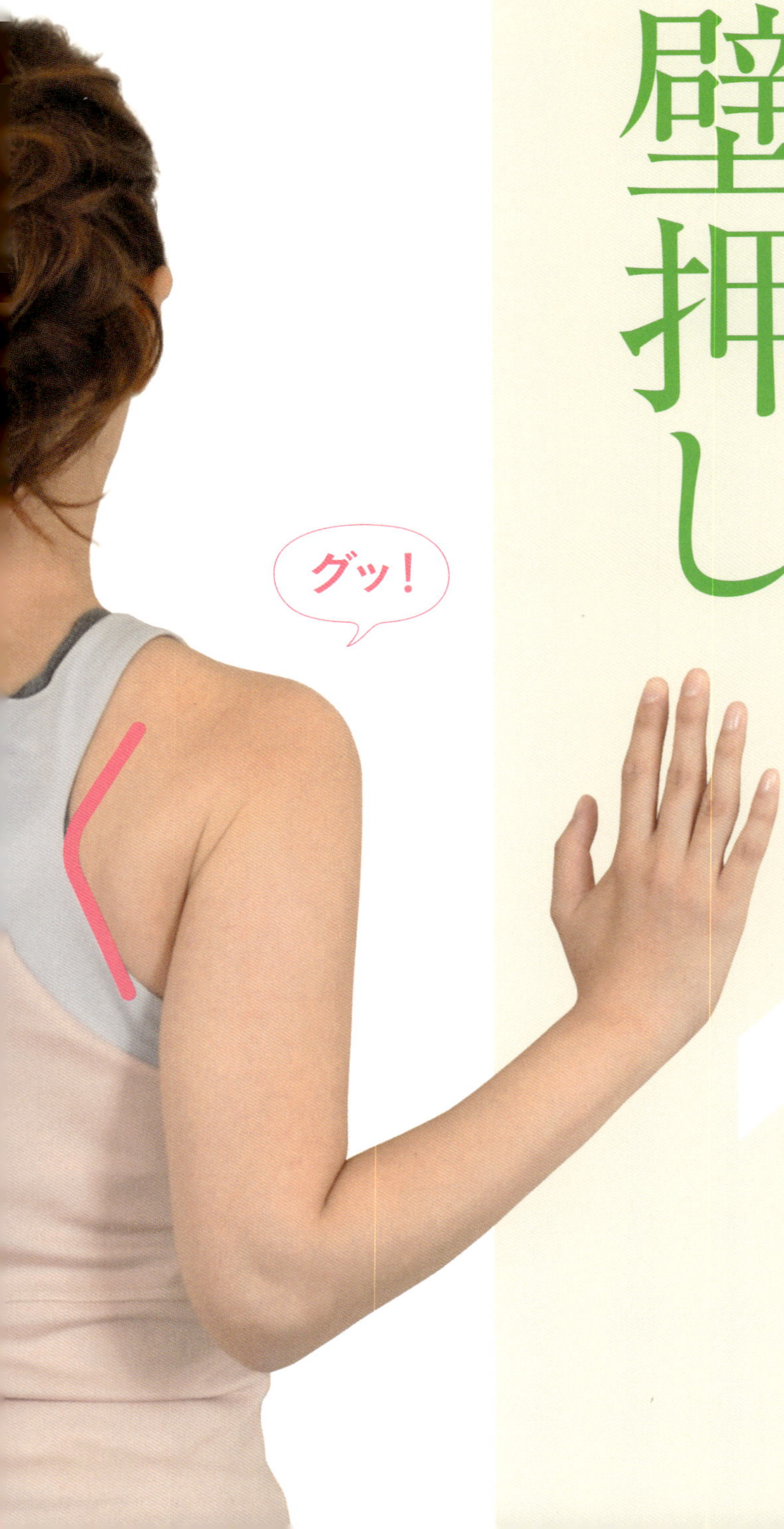

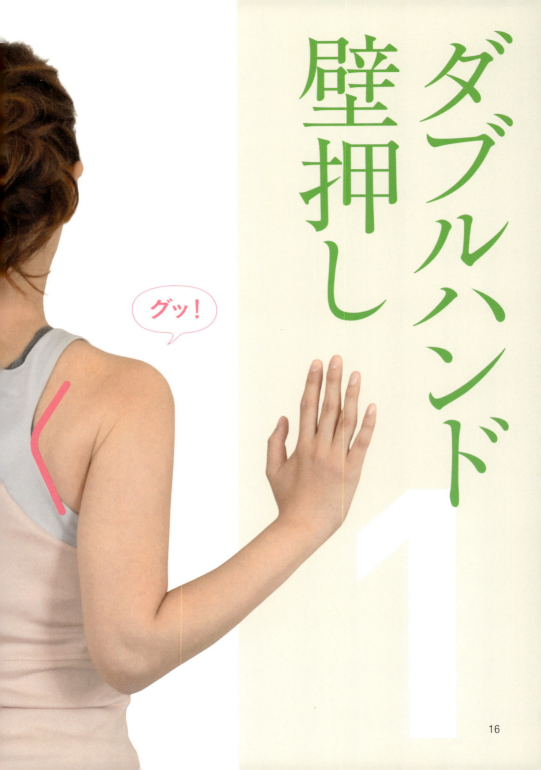

HOW TO

壁のコーナーに立ち両手をつく。手のひらを壁につける位置が、肩のラインより上にいかないようにし、脇をしめる。胸を突き出して壁に近づけるようにして肩甲骨を寄せ、背中側で両方の肘を近づけるイメージで行う。（詳しいやり方はP48で紹介）

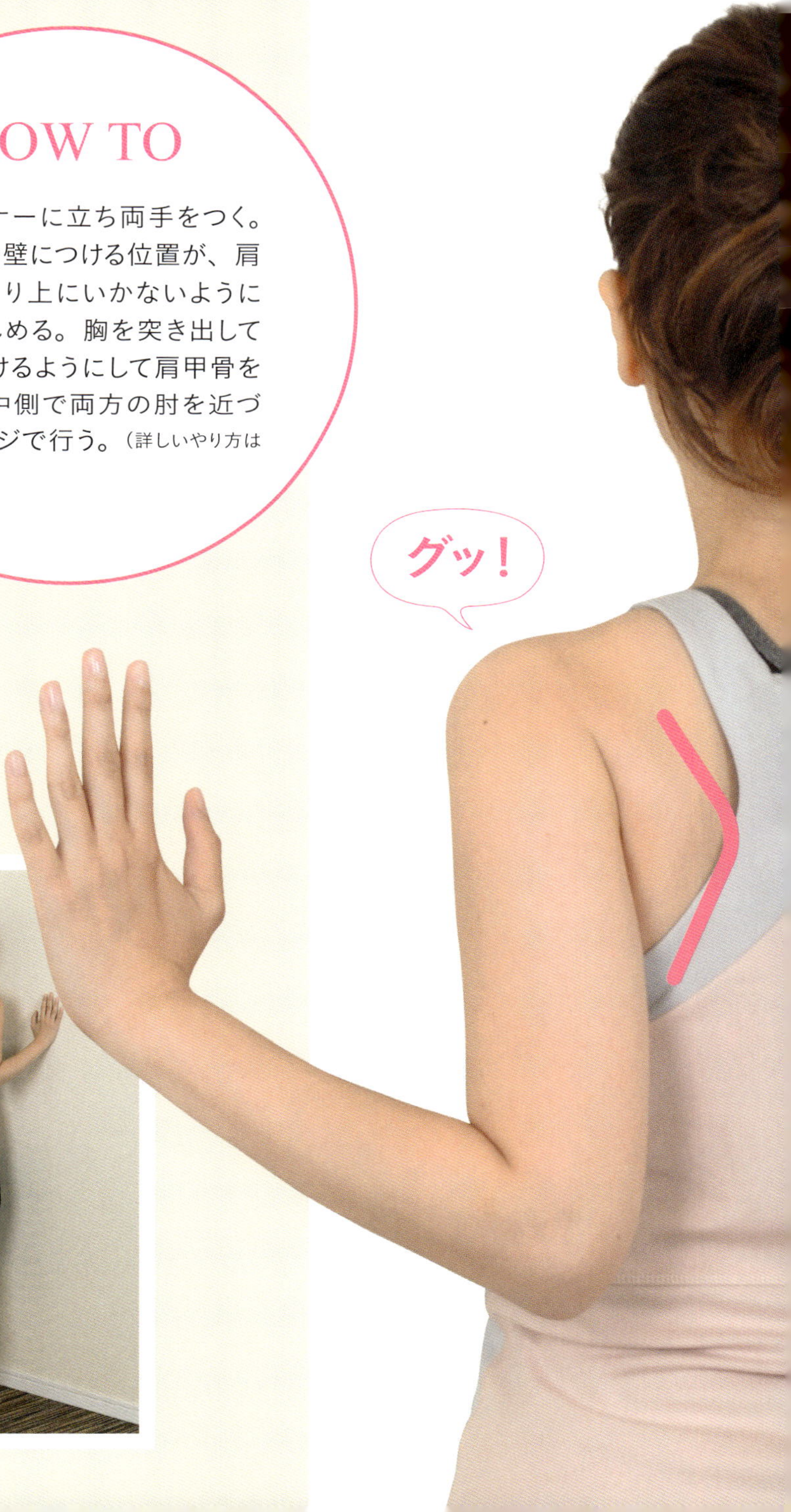

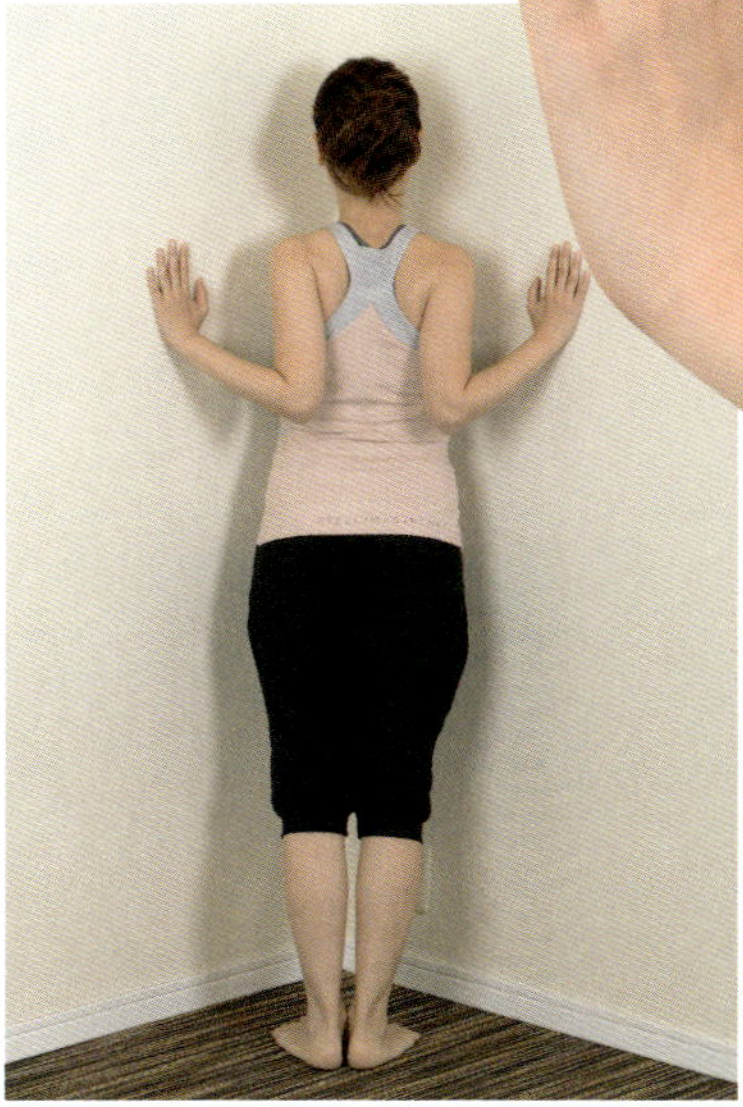

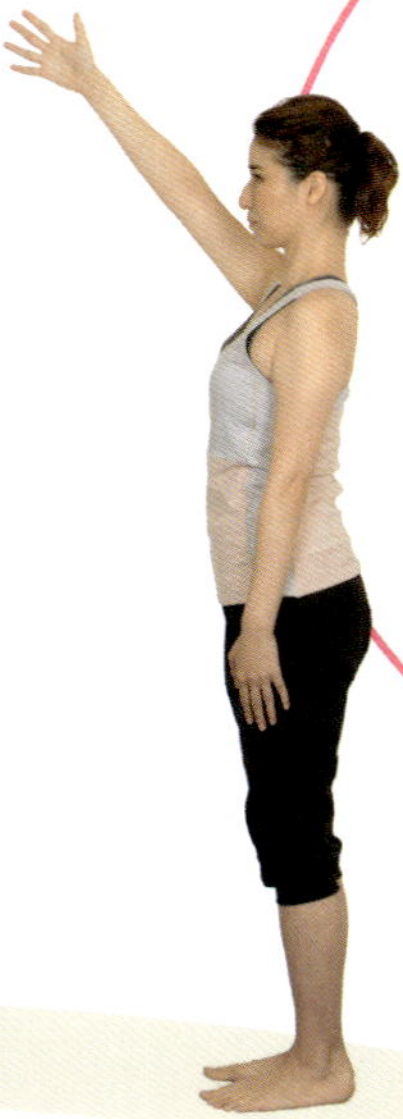

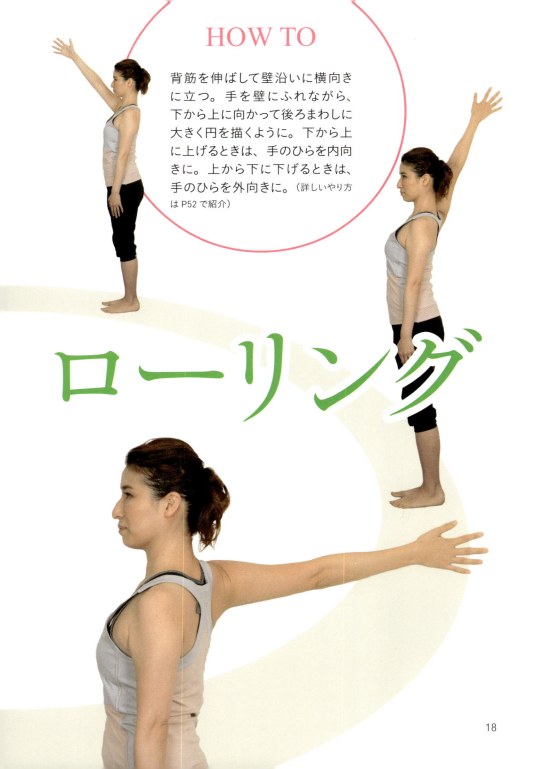

HOW TO

背筋を伸ばして壁沿いに横向きに立つ。手を壁にふれながら、下から上に向かって後ろまわしに大きく円を描くように。下から上に上げるときは、手のひらを内向きに。上から下に下げるときは、手のひらを外向きに。（詳しいやり方はP52で紹介）

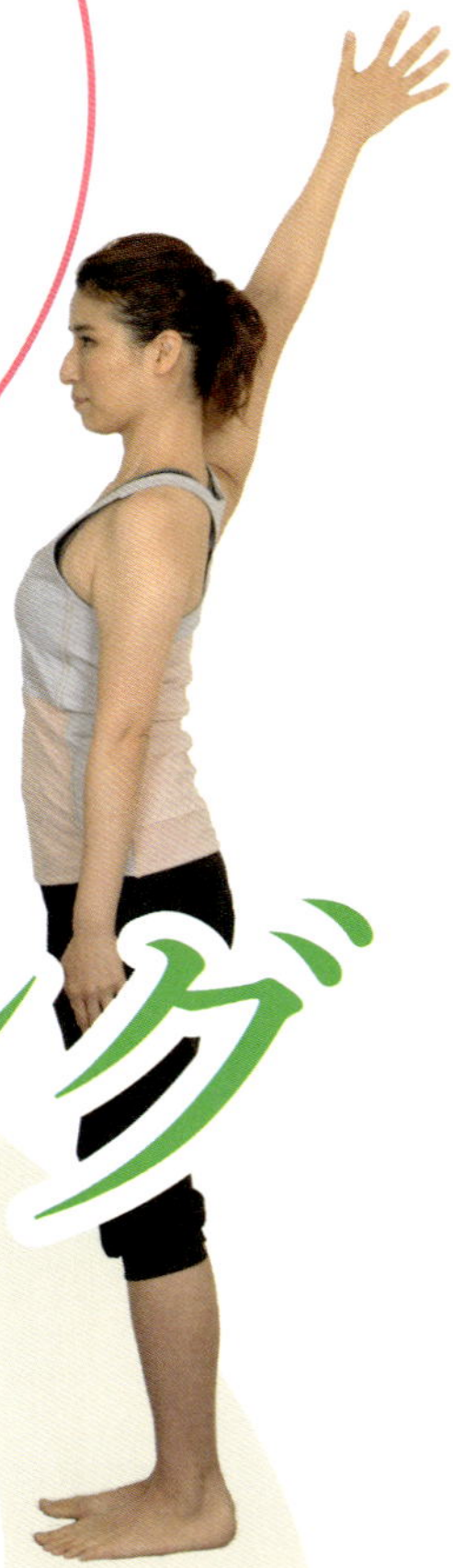

ローリング

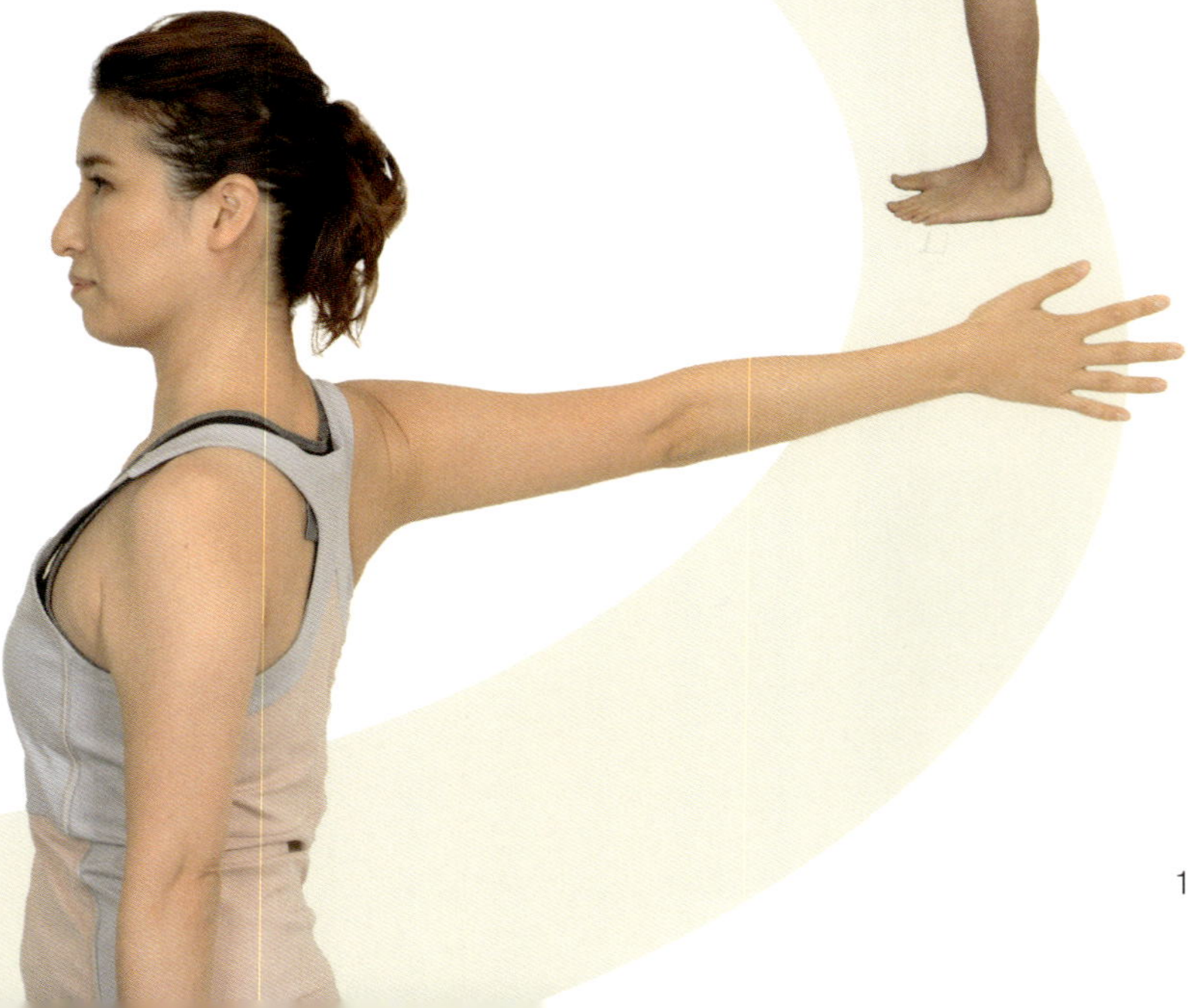

壁際アーム

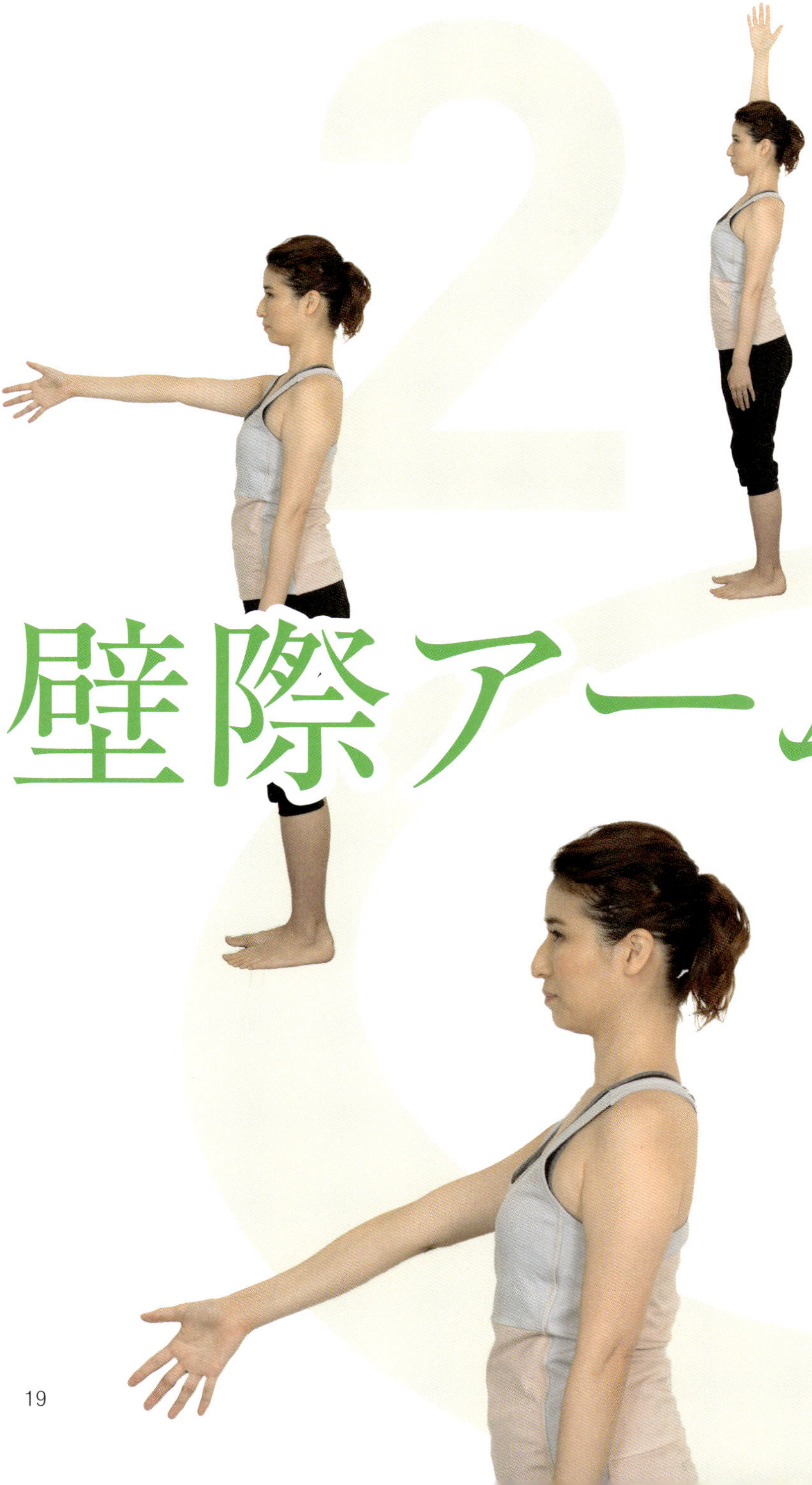

肩甲骨ゆるゆるストレッチ

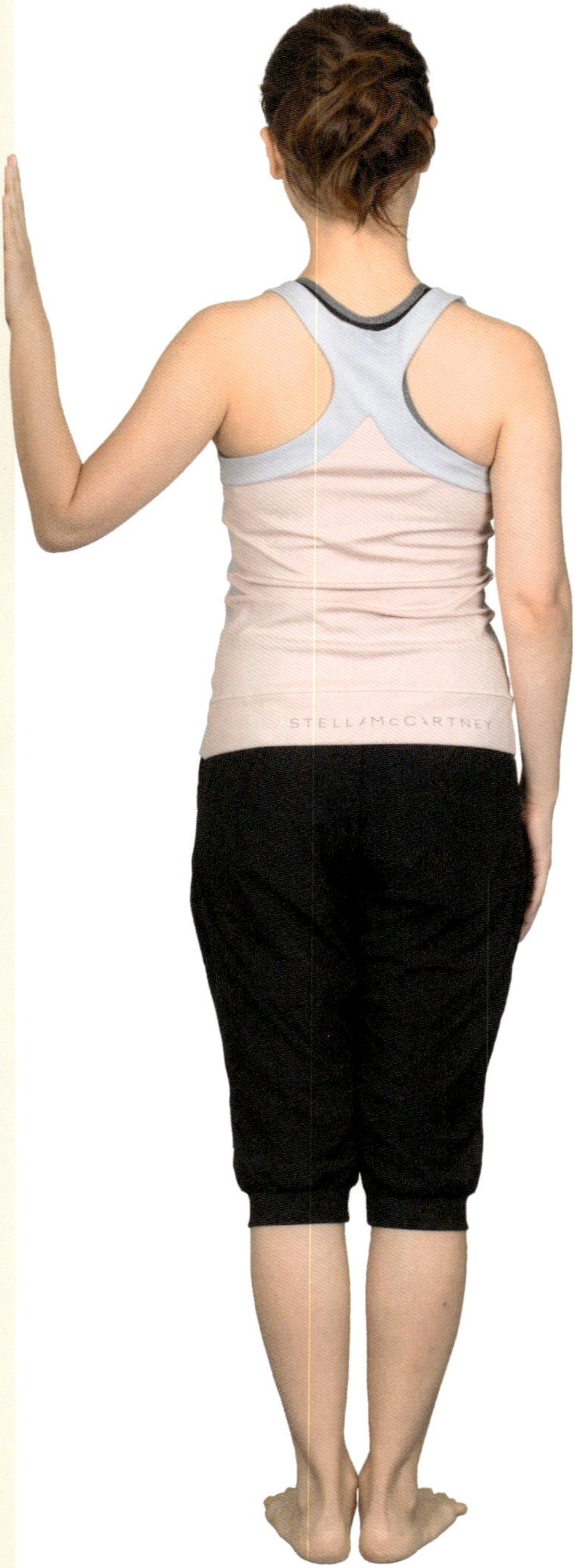

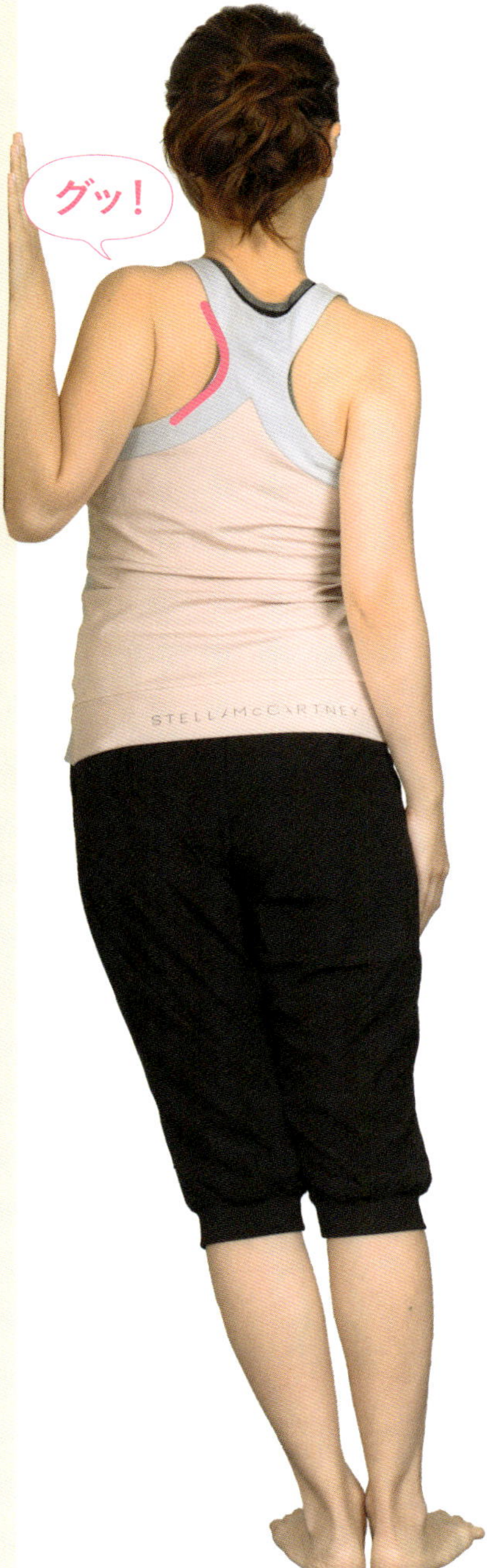

HOW TO

片方の手のひらを壁につけて、体重をもたせかける。下半身はそのままで、上半身全体を壁に近づけていく。
（詳しいやり方は P56 で紹介）

3

背中ゆるゆるストレッチ

下側の手の場合

壁沿いに横向きに立って、背中側で肘を曲げる。肘と肩を壁に押しつけ、前方にストレッチ。

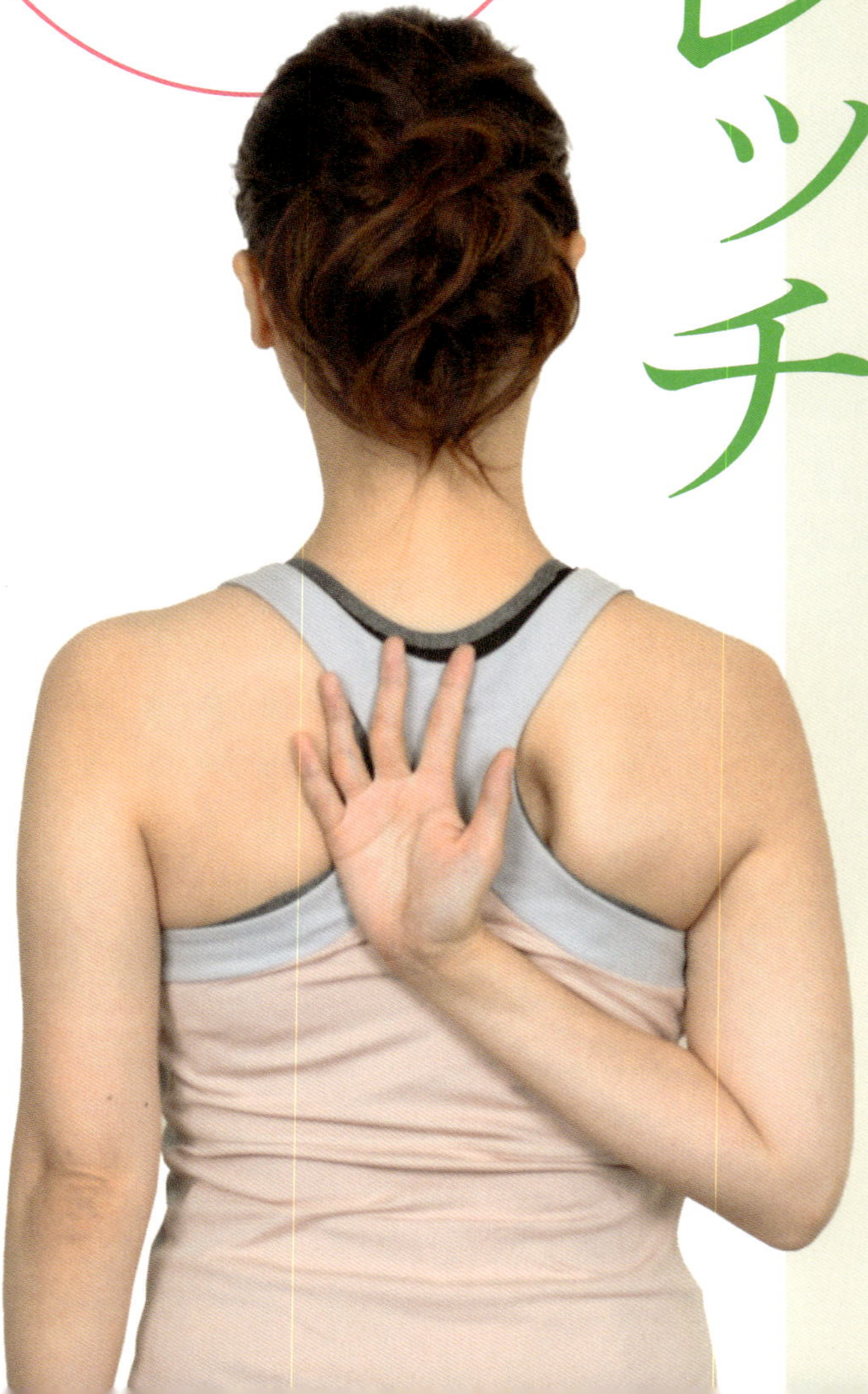

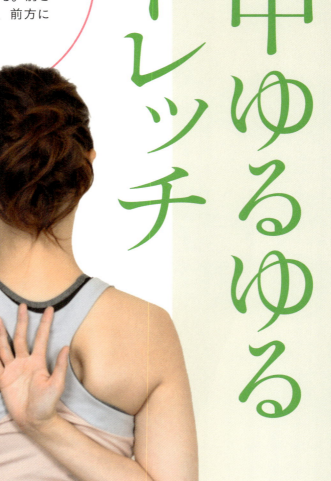

上側の手の場合

壁沿いに横向きに立って、腕を上に上げて、肘を曲げて、手のひらを肩の位置におく。肘を壁に押しつけ、前方にストレッチ。（詳しいやり方はP60で紹介）

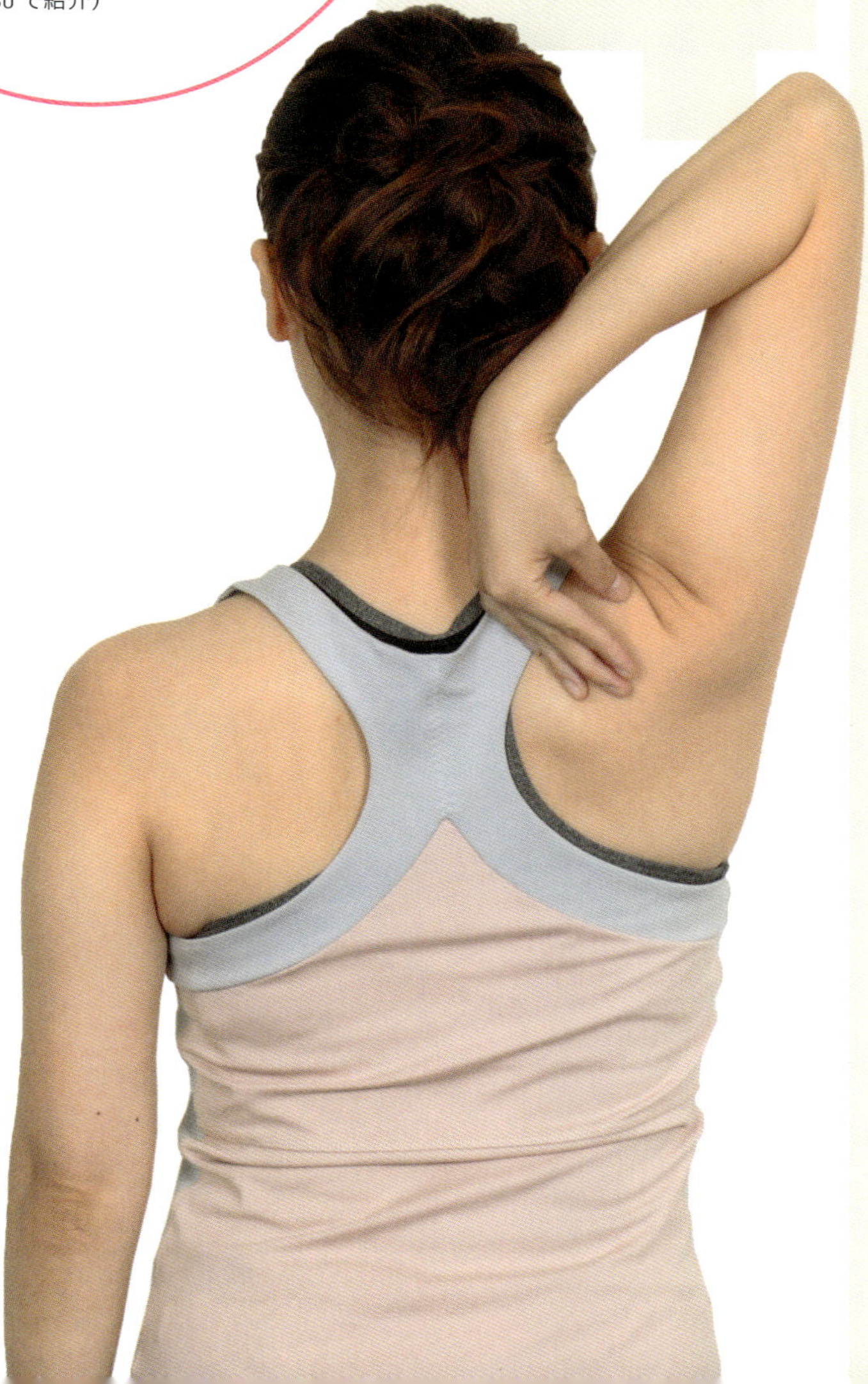

The effect of
4 stretches!!

この4つのストレッチで背中がゆるゆる！そうしたらこんな効果が！

肩こりと
腰痛
がラクに！

毎日
ぐっすり
眠れる！

姿勢が良く
なり、
バス停一つ分
歩いても
へっちゃら

血圧の上
が110台まで
戻った！

冷え性が
改善して
ぽかぽか

呼吸が
ラクになり、
憂鬱な気分
が晴れた！

疲れない
体になった

10年以上
悩んでいた
便秘が
解消！

血流が
良くなって、
5キロも
痩せた！

頭痛が
治った！

Experience tester

【背中ストレッチ3週間プログラム体験モニター】

背中がやわらかくなって、体調まで良くなった！

この本で紹介する4つの「背中ストレッチ」を医師の川本徹先生に体調をチェックしていただきながら、3人のみなさんに実際に行っていただきました。開始前は背中握手ができなかった方でも、3週間後、驚きの変化が！

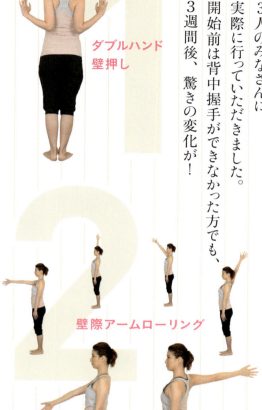

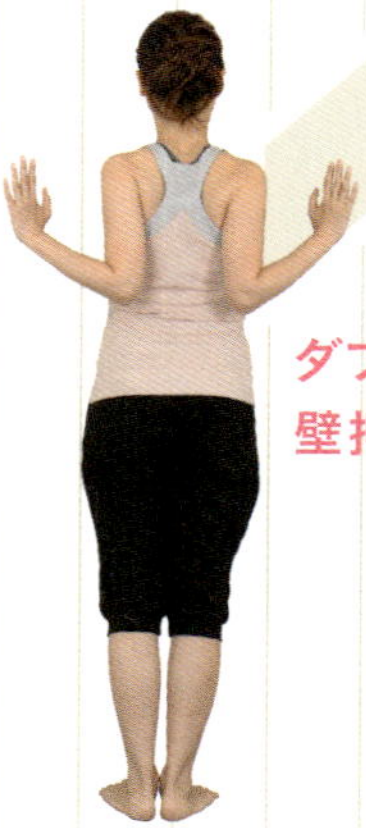

1 ダブルハンド壁押し

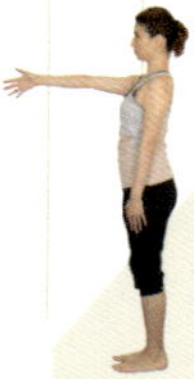

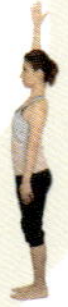

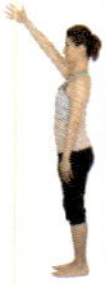

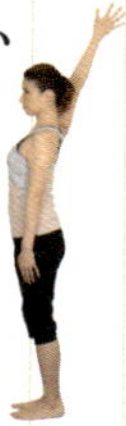

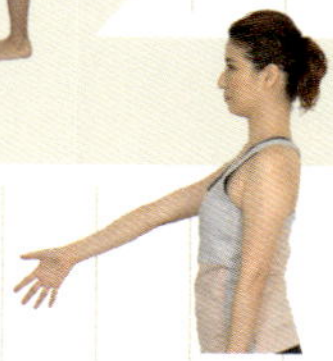

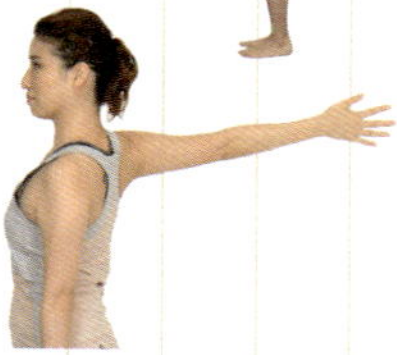

2 壁際アームローリング

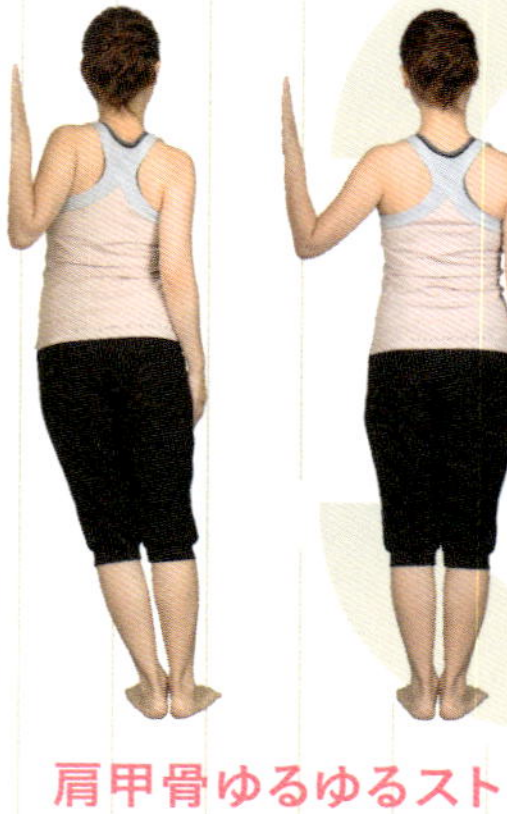

3 肩甲骨ゆるゆるストレッチ

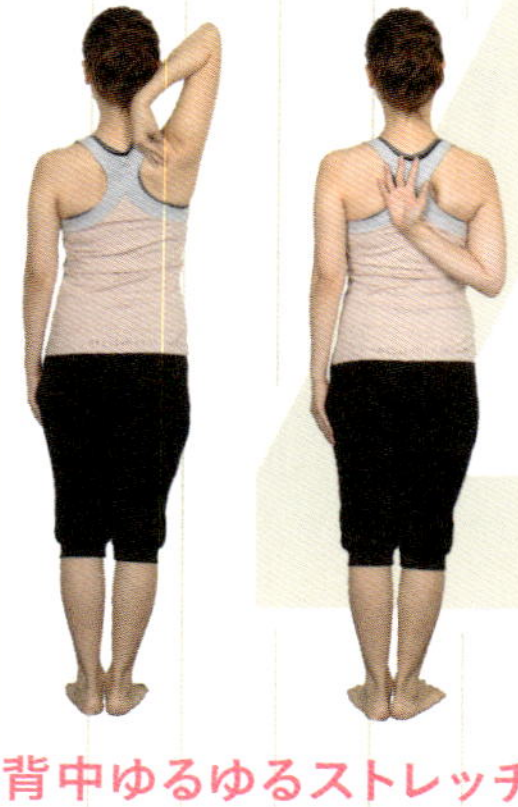

4 背中ゆるゆるストレッチ

体験者01

更年期で憂鬱だった心が、背中ストレッチで晴れた！

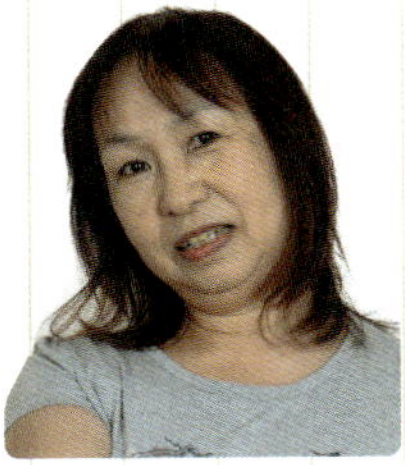

宮原玲子さん
（59歳・パート［事務職］）

左手が上側の背中握手はまったくできませんでした。3週間、毎日、お風呂あがりに背中ストレッチを実施。**日に日に背中や肩が軽くなっていき、3週間後には両手ともに背中握手に成功。**握手できたときの爽快感、達成感は最高です！ 私は数年前から更年期がはじまり、何となく毎日憂鬱だったのですが、**背中ストレッチをはじめてから気持ちが前向きになりました。**また胃腸の調子も格段に良くなったので、これからも背中ストレッチを継続していきたいと思います。

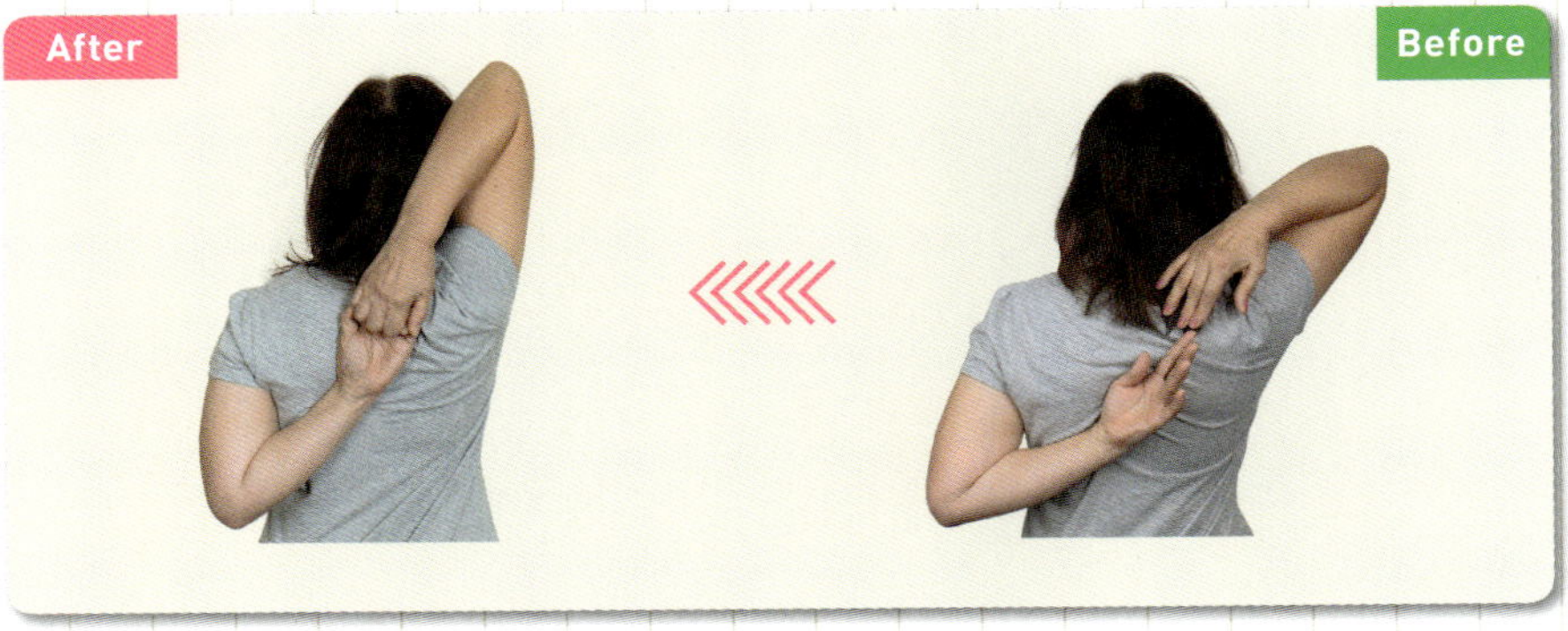

両手とも届いて、体のバランスが改善！

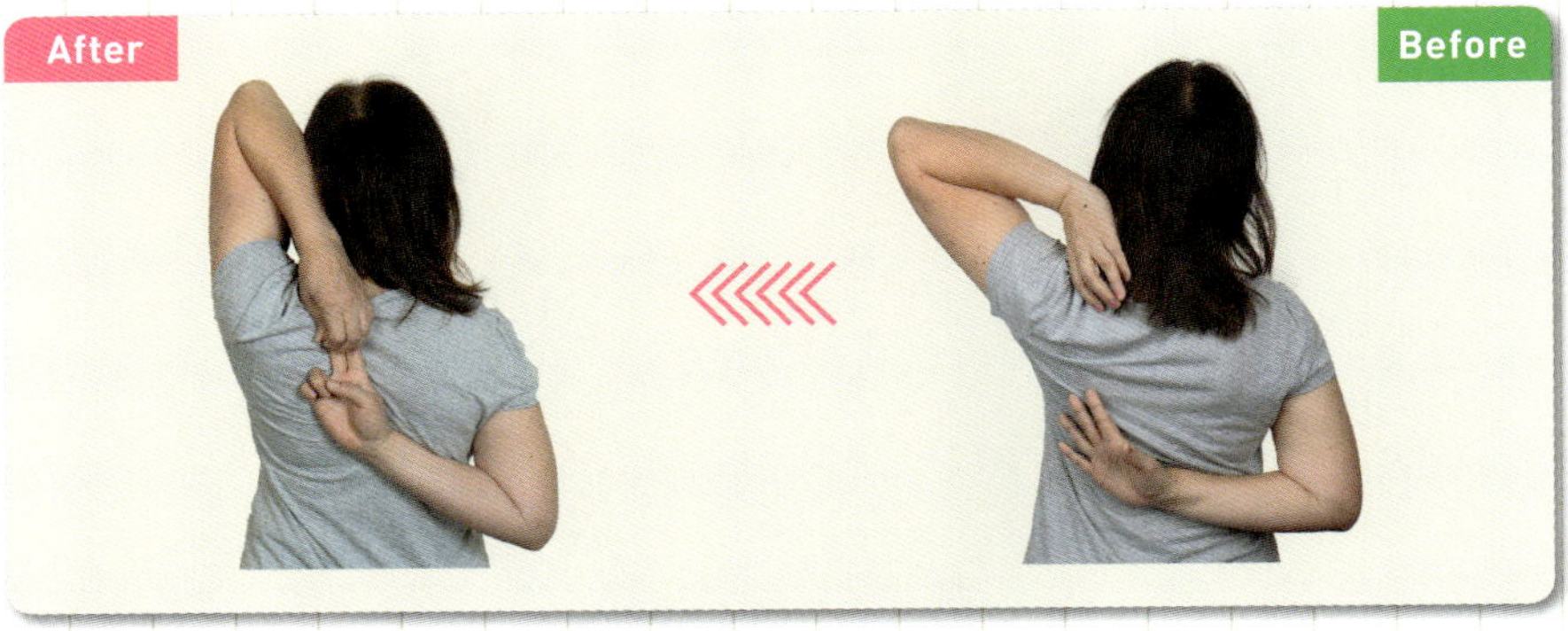

体験者
02

肩や首のこりが楽になり、体はぽかぽかで冷え性も解消

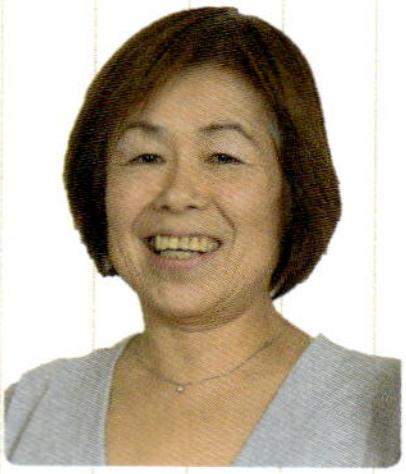

古屋由子さん
（64歳・主婦）

背中ストレッチを3週間行いました。私は冷え性で、首や肩がこりやすく、冬場はとくにつらいです。「ダブルハンド壁押し」が大のお気に入り。**背中から悪いものが流れていくようで、全身がぽかぽかするのがうれしいです。**はじめたその日から、肩こりはラクになり、疲れやダルさも感じなくなりました。体はやわらかいほうだったのですが、3週間で両手ともギューッと握手できるように。背中だけでなく、**全身がやわらかくなり、趣味のヨガも楽しめています。**

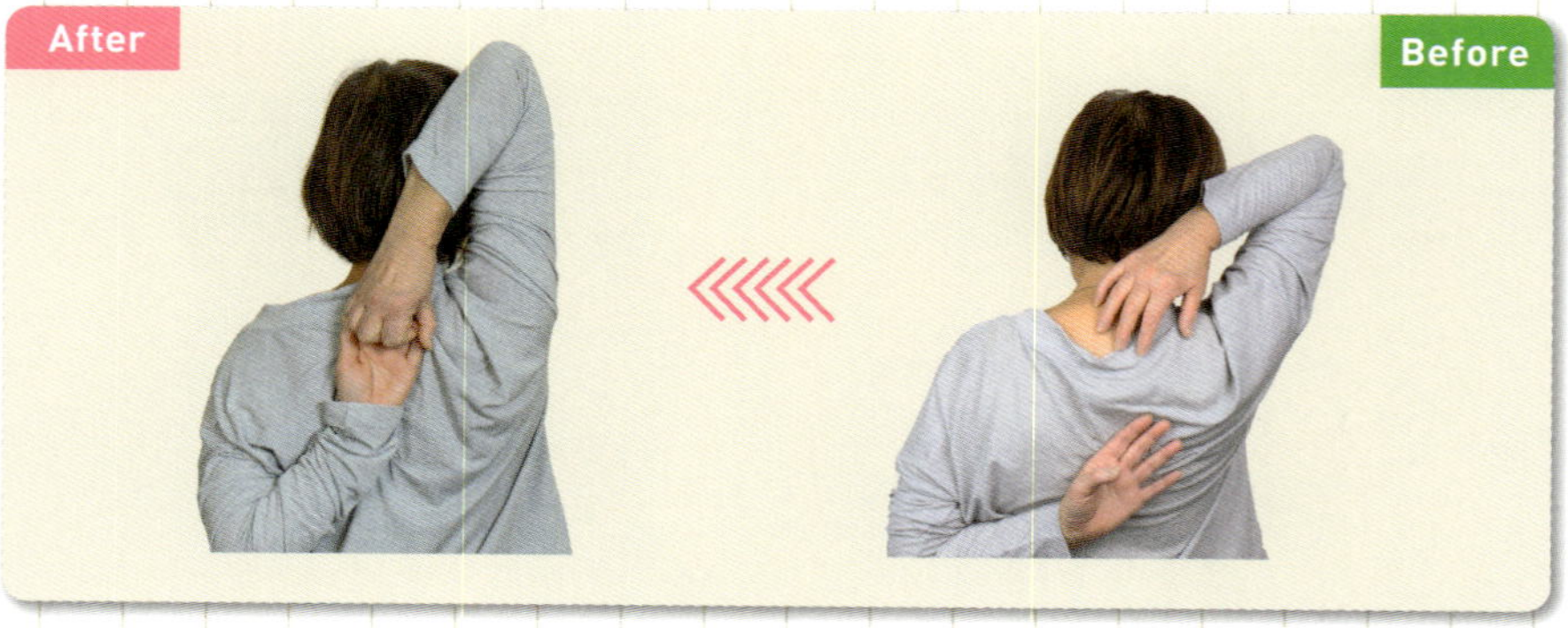

大変化！　ガッチリ背中握手に成功

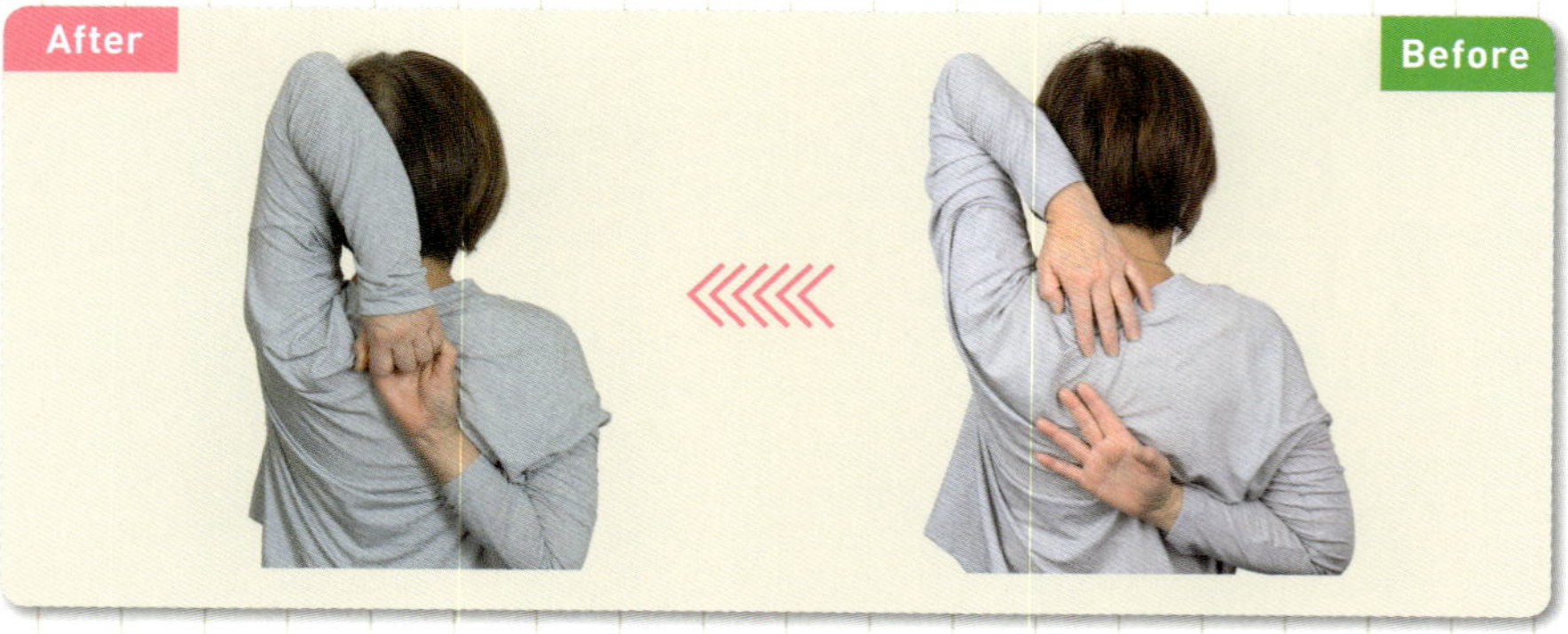

体験者
03

パソコンによる眼精疲労と頭痛がうそのように消えました！

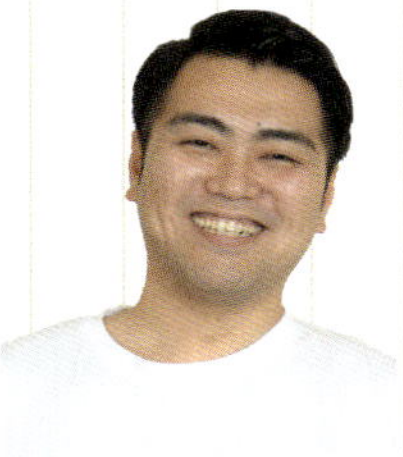

波田野亮吾さん
（31歳・会社員）

職場ではデスクワークが多く、慢性的に目が疲れていたのと頭痛に悩まされていました。毎晩入浴後に背中ストレッチを行いましたが、**上半身がスッキリする感じがあり、荷物をしょっていたかのように重い肩まわりの可動域が広くなっていく実感をもてました。**左手が上のときはなかなか届かなかったのですが、かなり改善。体の左右のバランスが良くなったおかげなのか、**長年の頭痛もかなり治まり、薬に頼る機会も激減。**今後も継続して実施したいと思います。

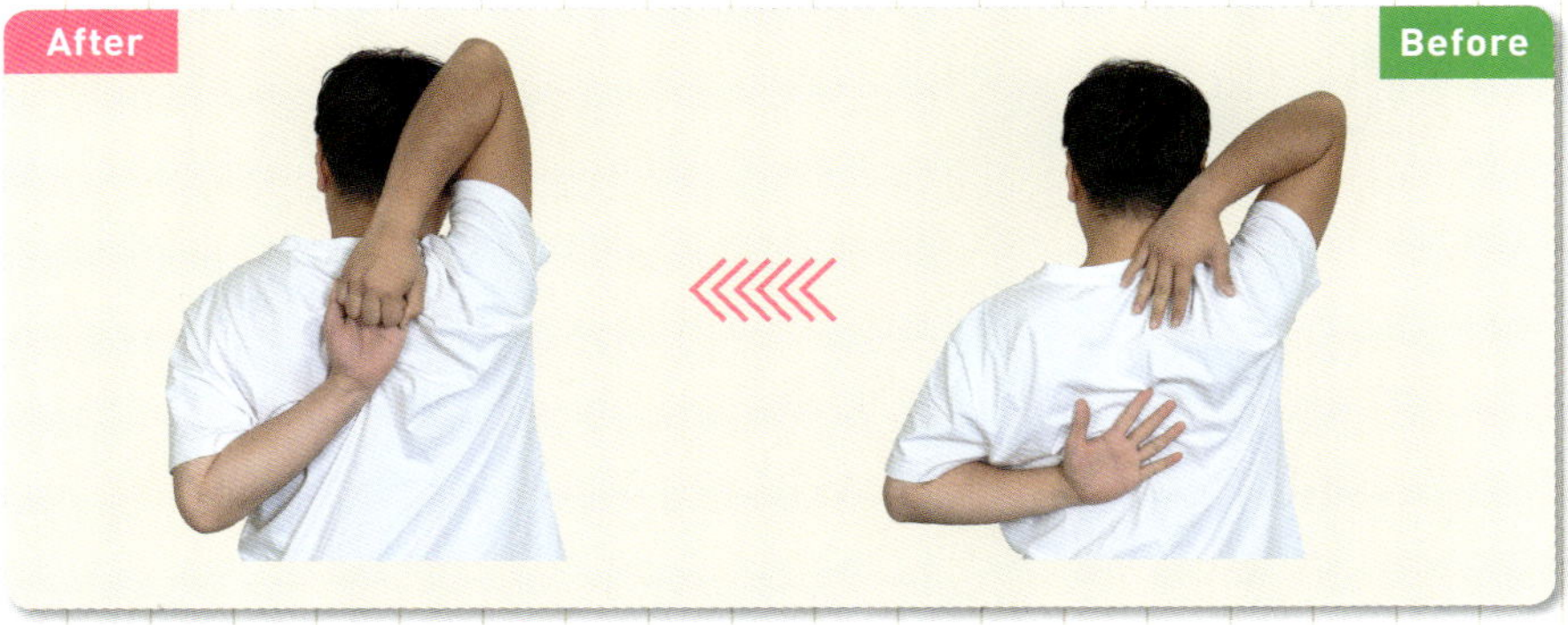

ガチガチ背中がゆるんできました！

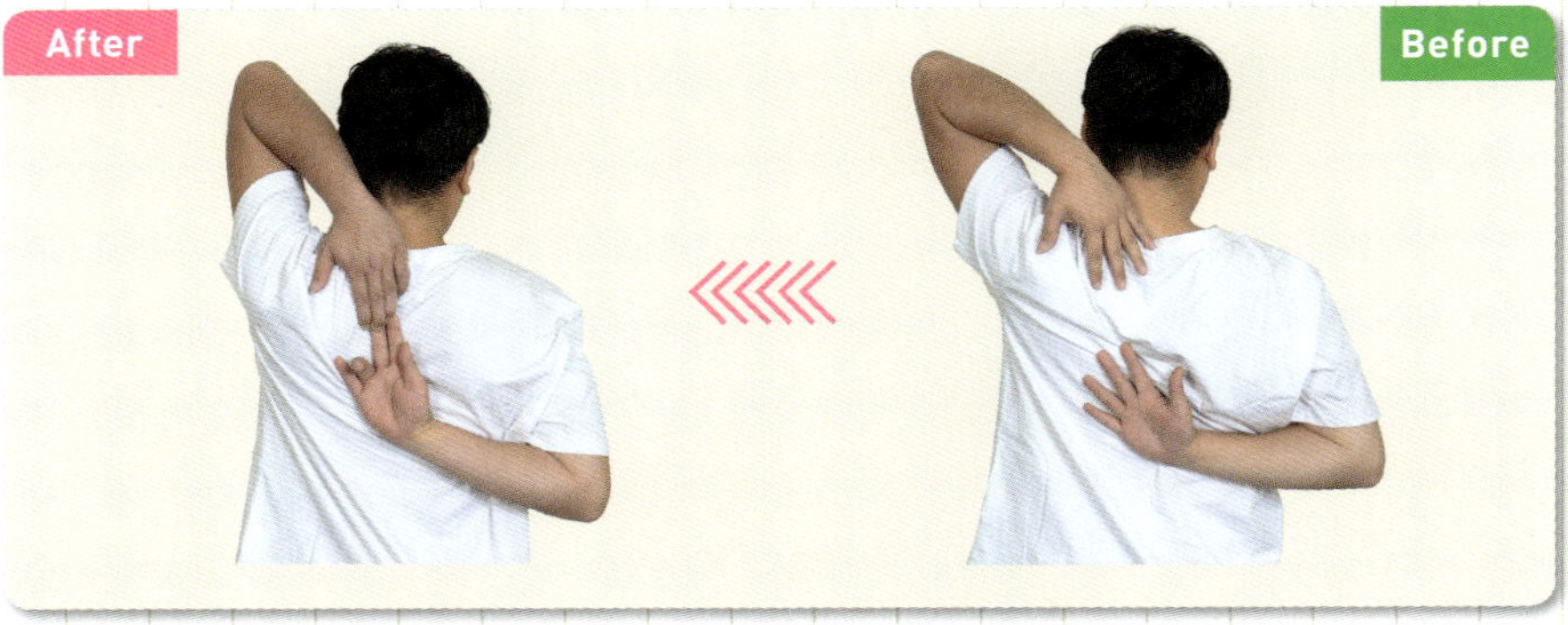

背中ストレッチ効果で血流が改善！

背中ストレッチが血流改善にどれくらいの効果があるのか、川本徹先生の指導のもと、サーモグラフィー検査を実施しました。サーモグラフィーは、皮膚表面の温度分布を測定する検査です。温度が低いと血流の低下が考えられ、温度が高くなると血流が改善したと考えられます。測定は、背中ストレッチをはじめる前、ストレッチ直後、ストレッチを継続した1週間後に行いました。

結果は、背中ストレッチによって血流が良くなることが確認できました。効果には個人差がありますが、肩甲骨まわりの筋肉がほぐれると血流が改善するということです。

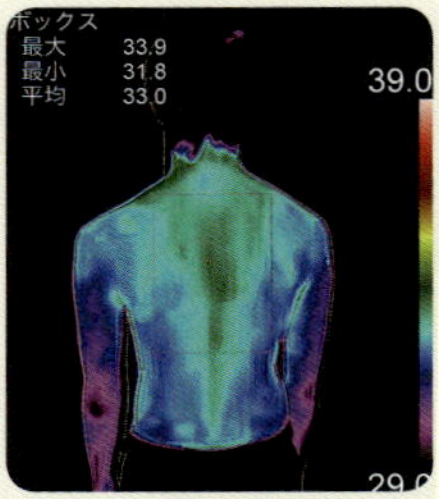

背中ストレッチをはじめる前
（平均 33.0℃）

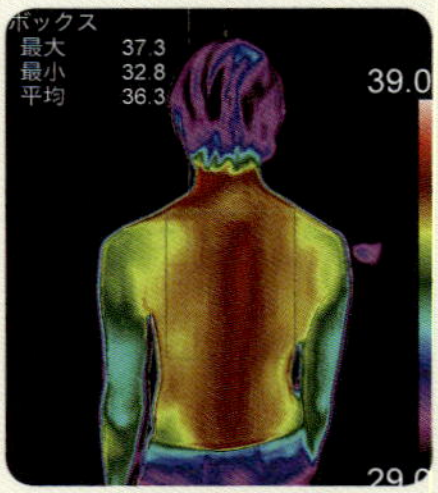

背中ストレッチ直後
（平均 36.3℃）

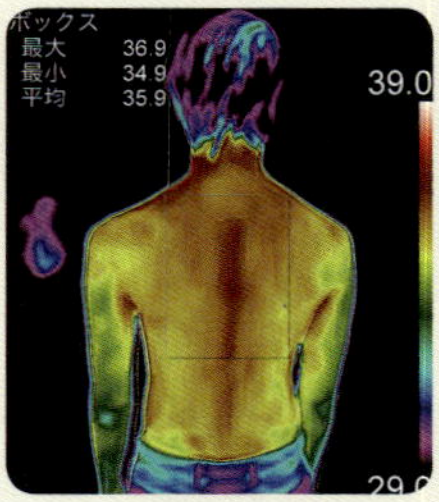

ストレッチ継続
1週間後の通常時
（平均 35.9℃）

「ストレッチ直後の皮膚表面温度の上昇は想定の範囲内。1週間後の結果は想定以上の結果でした」（川本）。

はじめに

「背中ストレッチ」で、病気知らずの体を手に入れましょう！

健康になりたければ、背中をゆるめなさい――。

私がこのことに気づいたのは、これまで約6万人の方々の施術を行ったなかで、心身に不調を抱えている方のほとんどが、「背中が硬くなっている」ことを目の当たりにしてきたからです。

そして**硬くなった「背中をゆるめる」だけで、肩こりや腰痛のみならず、全身のさまざまな不調が快方に向かっていく様《さま》を見てきました。**

「毎日疲れていた体が、子どもの頃のように元気になっている」

「健康診断で血圧が正常値に戻った」
「ずっと苦しんでいた頭痛がうそのように治った」
「冷え性が良くなって、長年の便秘も改善された」
「夜、ぐっすり眠れるようになった」

などなど、喜びの声をたくさんいただいております。

私は今から14年ほど前に、「体の不調を抱えている方を、その苦しみから少しでもラクにしてあげたい」という思いから、筋肉や骨格など人体について学び、整体、カイロプラクティック、足つぼ療法、リンパマッサージなど、約20種類の手技を身につけてきました。

そして**硬くなった「背中を本来の状態に戻す」ことで血流が良くなり、本来体に備わっている「自然治癒力」が発揮され、病気を遠ざける体を作れることがわかったのです。**

それは、誰にでも備わっている「命の力」です。

私が自然治癒力の大切さに気づいたのは、今は亡き母のすい臓がんがきっかけでした。どうにかして母に少しでも長生きしてほしくて、私は自然治癒力を呼び起こすさまざまな療法を勉強しました。がんは冷たくて硬い細胞なので、できるだけ温めてやわらかくするために、背中やお腹にビワの葉温灸《おんきゅう》などの家庭療法を毎日のように行いました。余命1年と宣告されてから、母が5年以上生きることができたのには医師も驚いていました。

背中ストレッチによって実現する「背中握手」は、血流を改善し体を本来の状態に戻して、自然治癒力を発揮するためのわかりやすいバロメーターになります。単に「体がやわらかくなった」だけではなく、肩甲骨を中心とした背中がゆるまっていくにつれ、日に日に自然治癒力が高まり、健康長寿に近づいていることをわかりやすく表しているのです。

この本では、**1日たった3分のストレッチプログラムを3週間続けていただくだけで、背中がほぐれ、背中握手ができるようになるよう構成されています**。また、壁を使うことによって、筋肉をラクに伸ばせて、気持ち良くストレッチすることができます。もちろん、骨格や筋肉の状態は人それぞれですから、すぐに背中握手ができない方もいらっしゃるかもしれません。

でも安心してください。この本のストレッチをはじめれば、誰でも必ず背中がやわらかくなります。はじめたときより、1センチでも2センチでも背中握手に近づくことができれば、あなたの血流はアップし、自然治癒力は確実に高まっているのです。健康になっていることが目に見えてわかるので、楽しく続けることができます。

みなさんギューッと背中握手を目指して、背中をゆるゆるにして、健康な毎日を過ごされることを心より願っております！

◎その不調、背中ストレッチが解決します。　もくじ

SENAKA STRETCH

PART 1

血流が劇的に良くなる「背中ストレッチ」3週間プログラム

SENAKA STRETCH

PART 2

さらに気持ち良く健康に肩甲骨のタイプ別1分ストレッチ

SENAKA STRETCH

PART 3

背中が硬いと血流不足で全身が悲鳴をあげる！

SENAKA STRETCH

PART 4

背中握手ができれば、これだけの不調が改善する！

PART 1

血流が劇的に良くなる

「背中ストレッチ」3週間プログラム

日常動作に欠かせない肩甲骨は、すごく大事

「背中ストレッチ」3週間プログラムを実践すると、誰でも背中握手ができるようになります。両手がかなり離れていた人は指先が届くようになり、指先がふれる程度だった人はギューッと握れるようになります。

背中握手ができないのは、背中や肩まわりが硬くなっているからです。とくに肩甲骨まわりの筋肉はガチガチに硬くなっている可能性があります。肩甲骨まわりが硬いからといって日常生活に困ることはありませんが、実は、あらゆる動作が制限されたり、鈍《にぶ》くなったりしています。そしてケガや痛みにつながったり、代謝が悪くなって太る原因になったりしているのです。

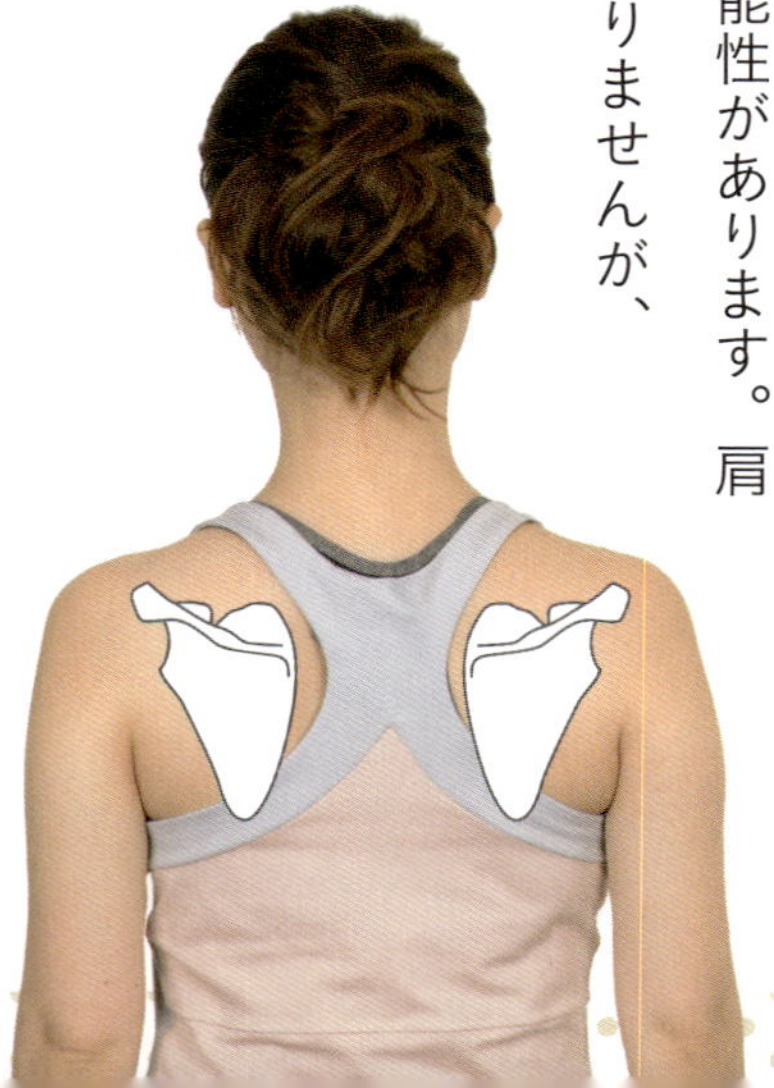

肩甲骨は背中の左右に羽のようについています。鎖骨にだけつながっていて宙に浮いているような状態。そのため肩甲骨には、自由に動けるという特徴があります。

肩甲骨はさまざまな動きに関わるため
硬くならないように使ってあげよう！

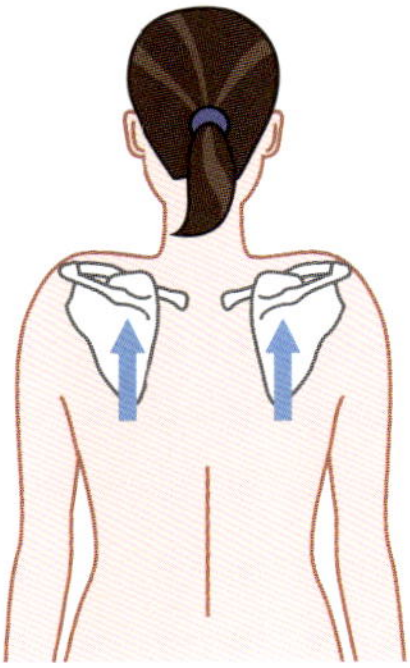
1 肩を上げる

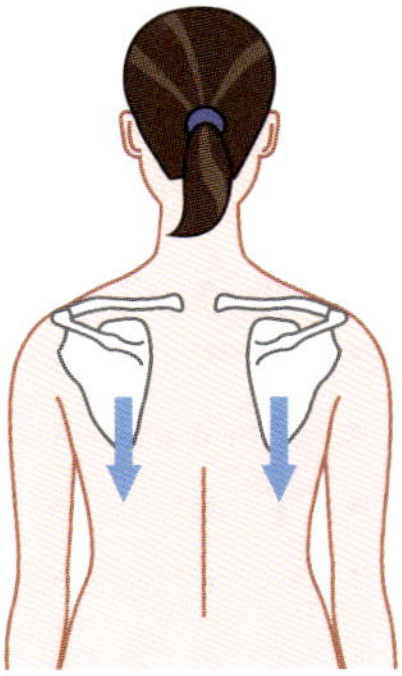
2 肩を下げる

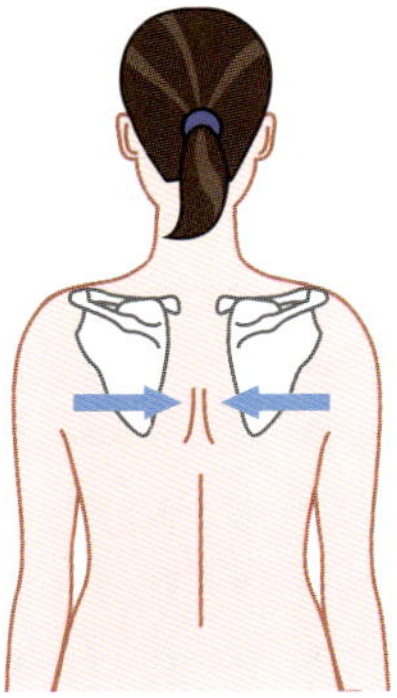
3 胸を張る

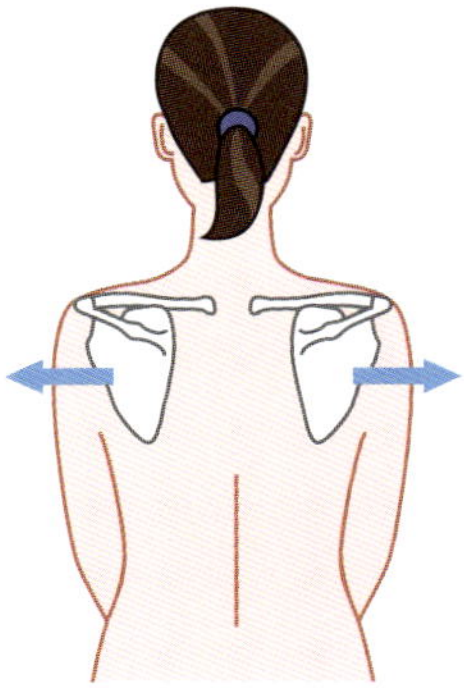
4 肩をすぼめる

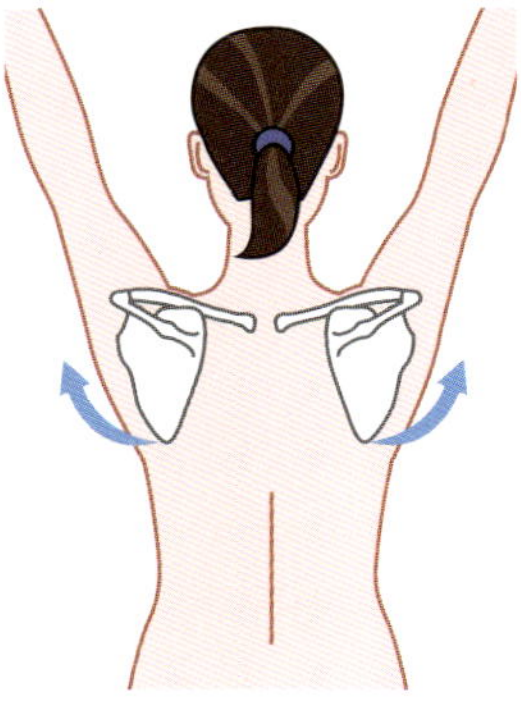
5 腕を上げる

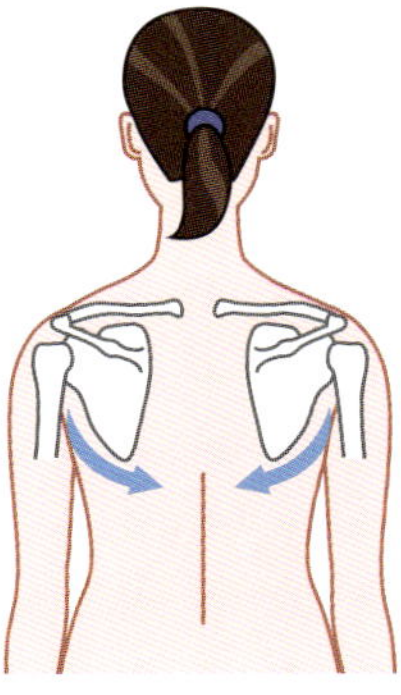
6 腕を下げる

CHECK

たくさんの筋肉で支えられている肩甲骨だから、ガチガチになると体に異変が起きる

背中に羽のようについている肩甲骨は、自由度が大きいだけに、その細かい動きを支えるためにたくさんの筋肉に支えられています。その数は、大小含めて18種類。そのなかで肩甲骨を動かしたり固定したりする代表的な筋肉は、左ページの5種類です。

肩甲骨が硬くなるとは、こうした筋肉がガチガチに固まって動きが悪くなるということです。**筋肉の動きが悪くなると、筋肉の大切な役割のひとつである血液の流れをサポートする機能も悪くなります。それが体に起きるあらゆる不調の原因になることがあるのです。**

肩甲骨に関わるたくさんの筋肉を背中ストレッチがやわらかくします！

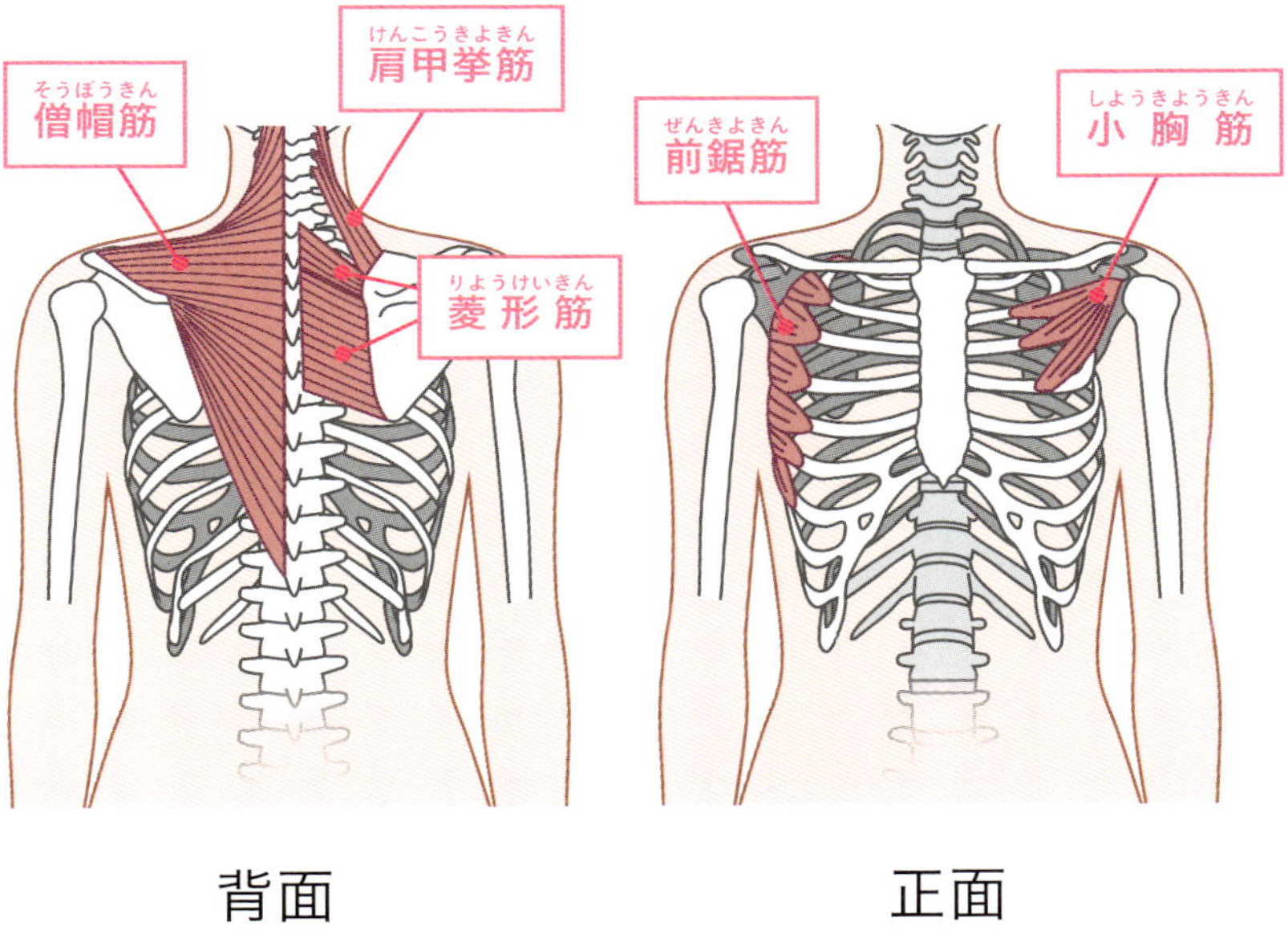

動作	主な筋肉
①肩を上げる	僧帽筋、肩甲挙筋、菱形筋
②肩を下げる	僧帽筋、小胸筋
③胸を張る	僧帽筋、菱形筋
④肩をすぼめる	前鋸筋、小胸筋
⑤腕を上げる	僧帽筋、前鋸筋
⑥腕を下げる	菱形筋、小胸筋

CHECK

1日3分、3週間で背中握手ができるようになる

体のあらゆる不調の原因となる肩甲骨まわりがどれだけ硬くなっているかを簡単に確認できるのが、「背中握手」。握手ができるようになれば、肩甲骨まわりをやわらかい状態に戻せたことになります。それを実現するのが、これから紹介する「背中ストレッチ」です。

背中ストレッチは、3週間のプログラムです。**1日のメニューは、準備運動を約30秒、毎日行うストレッチを約60秒、そして1週間ごとに内容を変える週替わりのストレッチを約90秒。所要時間は1日約3分。**ストレッチは食後すぐ以外なら、いつ行ってもかまいません。メニューを続けるだけで、3週間後には背中で握手ができるようになります。

「背中ストレッチ」の
1日3分メニュー

30秒

1 準備運動
(P47)

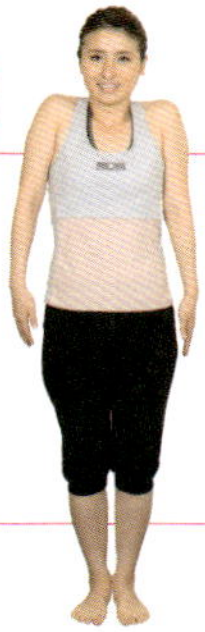

＋

60秒

2 毎日ストレッチ
(P48 ～ 49)

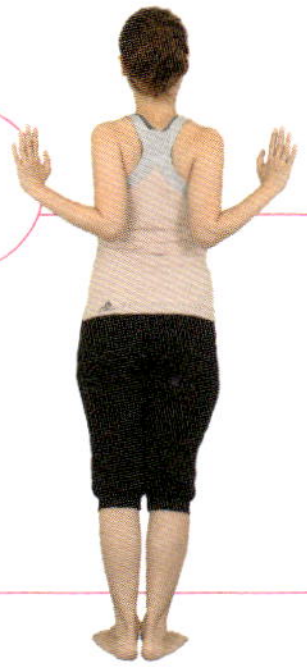

＋

90秒

3 週替わりストレッチ
(P52 ～ 53、P56 ～ 57、P60 ～ 61)

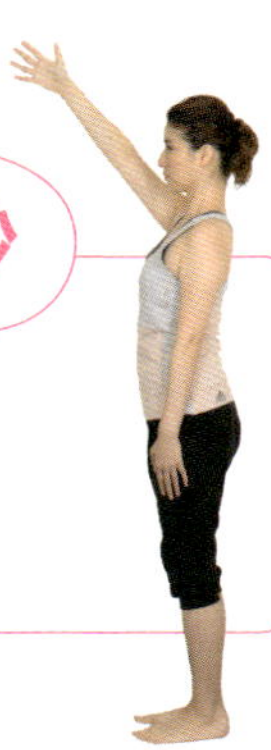

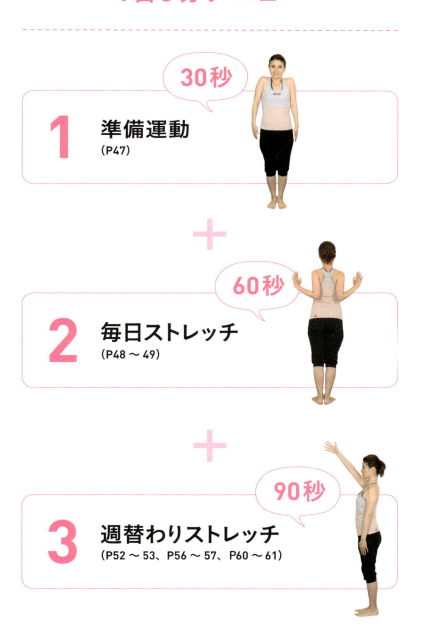

CHECK

簡単だから今日からはじめられる「背中ストレッチ」

背中ストレッチの動作は、どの種類も難しいものではありません。壁やコーナーを利用して、効率よく肩甲骨や肩まわりをほぐしていきます。

1日のメニューは約3分を目安にしていますが、**運動習慣がない人やしばらく運動していなかった人は3分にこだわらず、丁寧な動作を心がけてください。**正しい動作で行わないと、ストレッチ効果が得られなくなってしまいます。また、動作の途中で痛みや違和感があったときは、すぐにストレッチを中止しましょう。そのまま続けると、逆に体を傷《いた》めることになります。

それでは次ページから、具体的な背中ストレッチのやり方を紹介していきます。

The basic menu

準備運動

硬くなっている肩甲骨を
上下に動かしてほぐしましょう。

肩を上下に
10回

1 息を吸いながら肩を上げる

直立し、腕の力を抜きます。鼻から息を吸いながらゆっくり肩を持ち上げます。

2 息を吐きながら肩を下げる

口から「フーッ」と息を吐きながら、素早く肩を下げます。1、2の動作を10回繰り返しましょう。

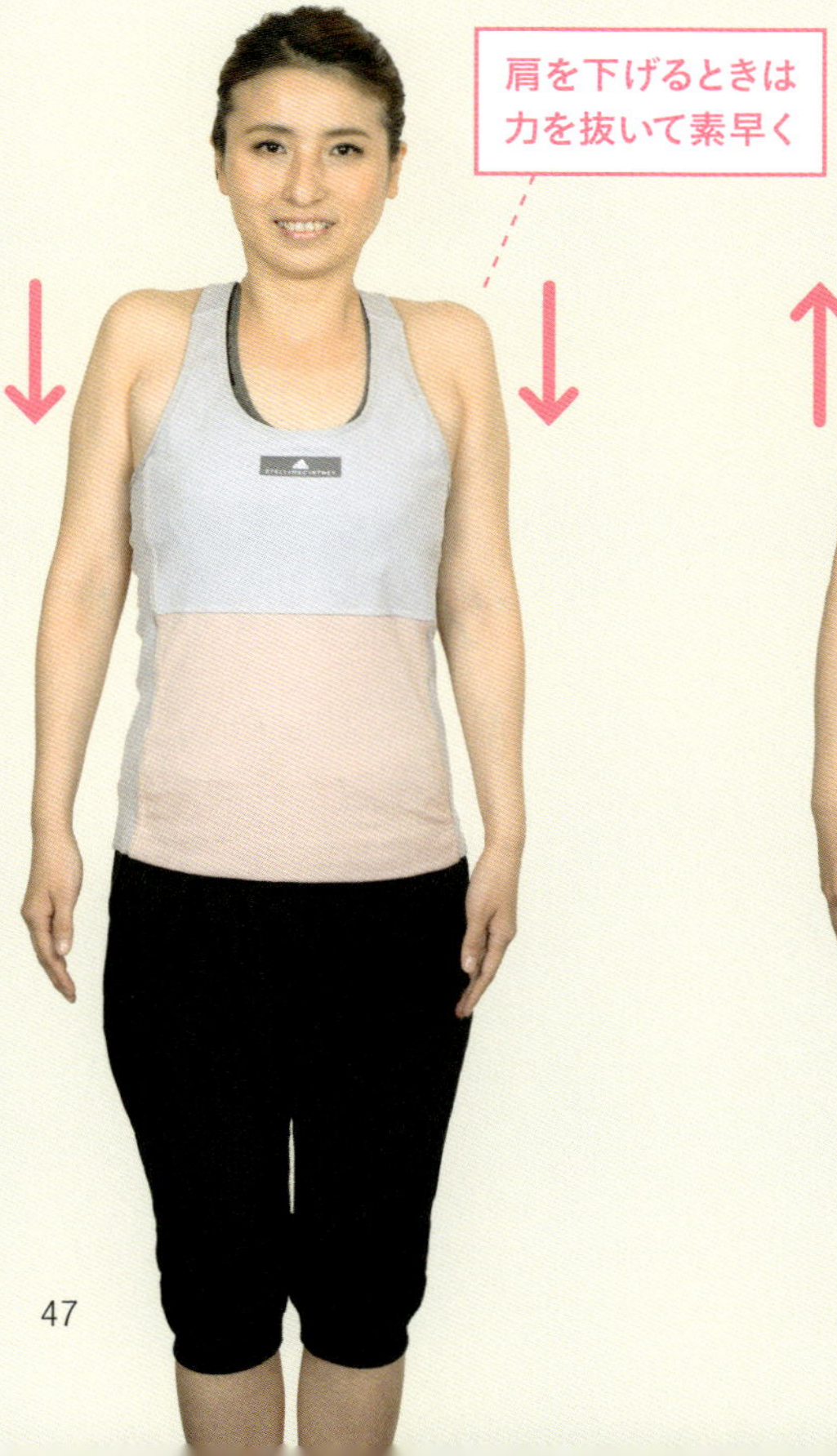
肩を下げるときは
力を抜いて素早く

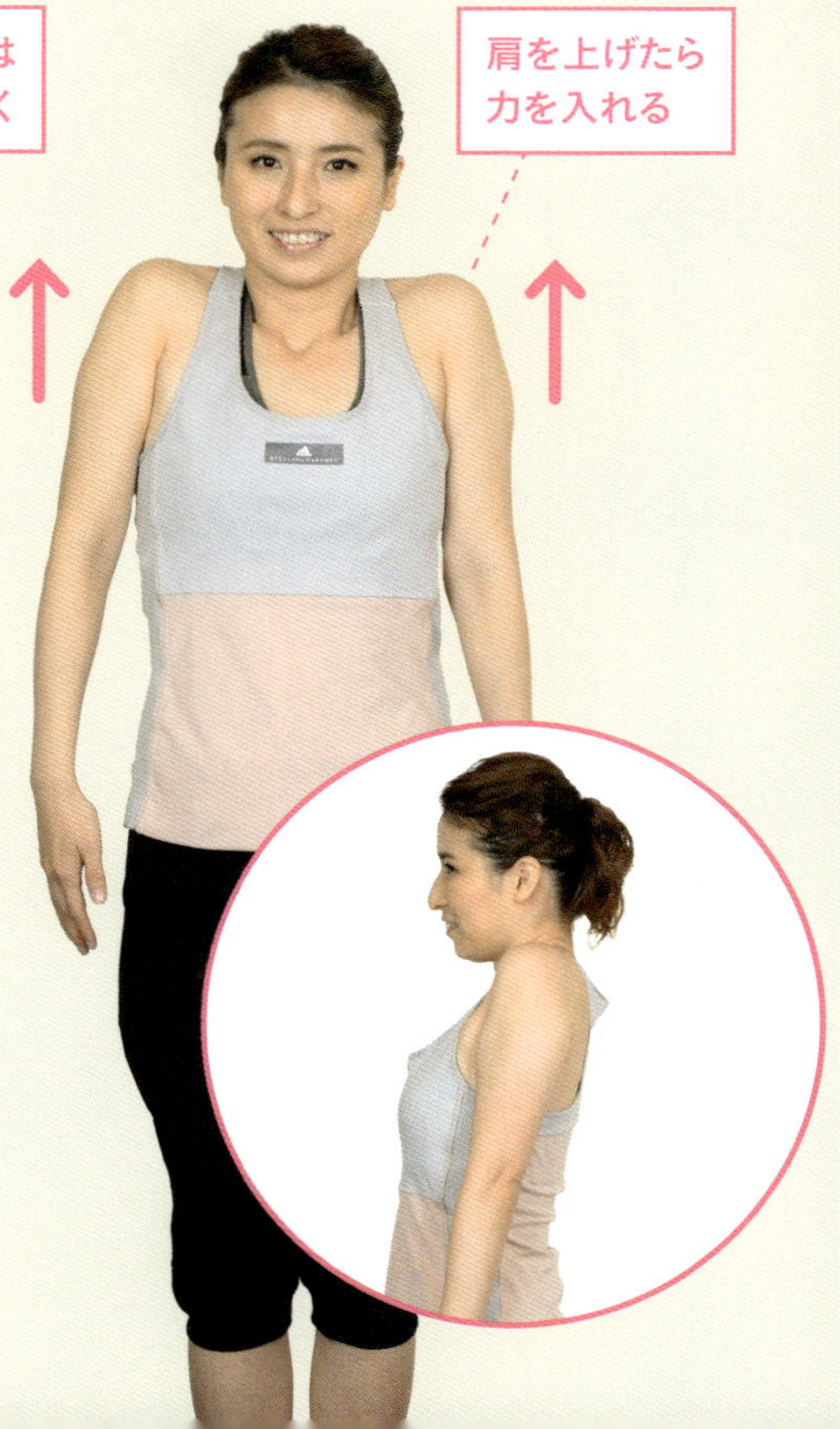
肩を上げたら
力を入れる

毎日ストレッチ
ダブルハンド壁押し

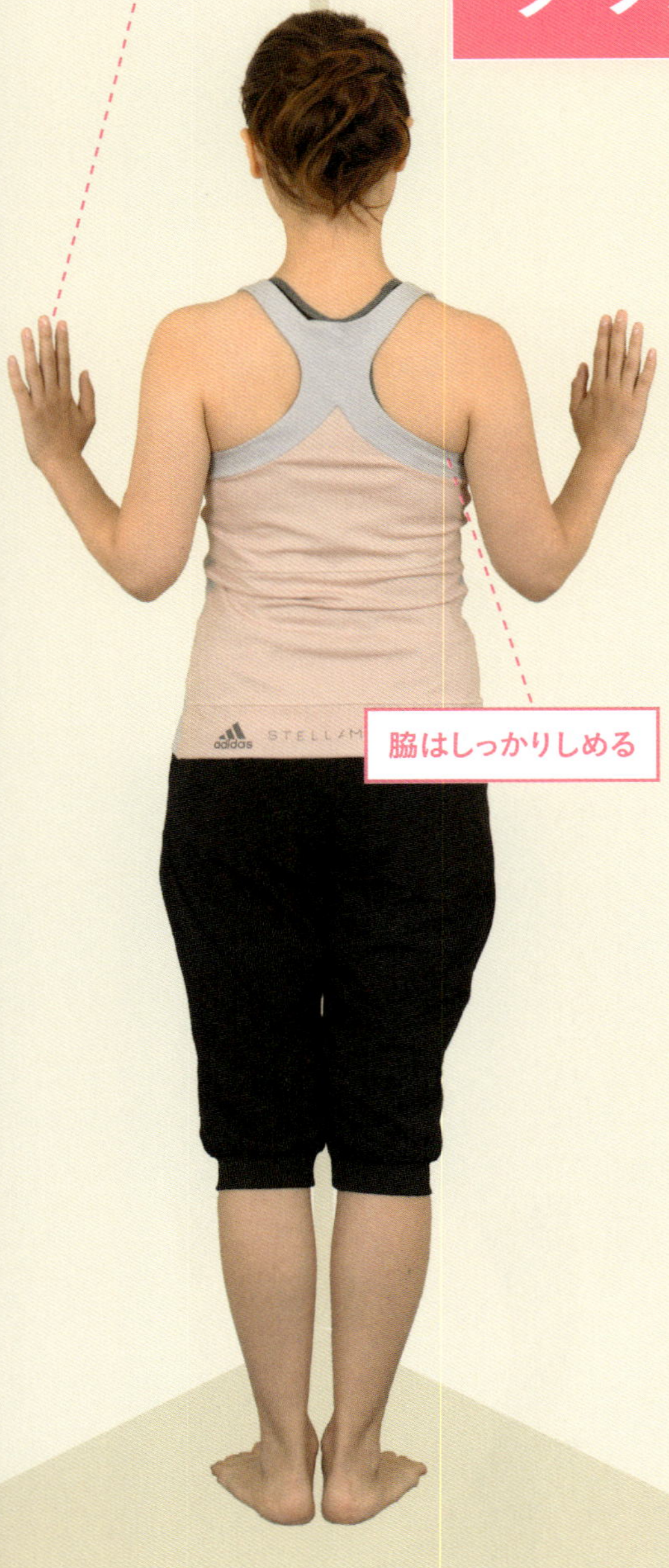
手の位置は肩の高さより下に
脇はしっかりしめる

1 コーナーの両方の壁に両手をつく

コーナーの正面に立ち、肘を曲げて脇をしめ、手が肩の高さから上にいかない位置に両手をつきます。

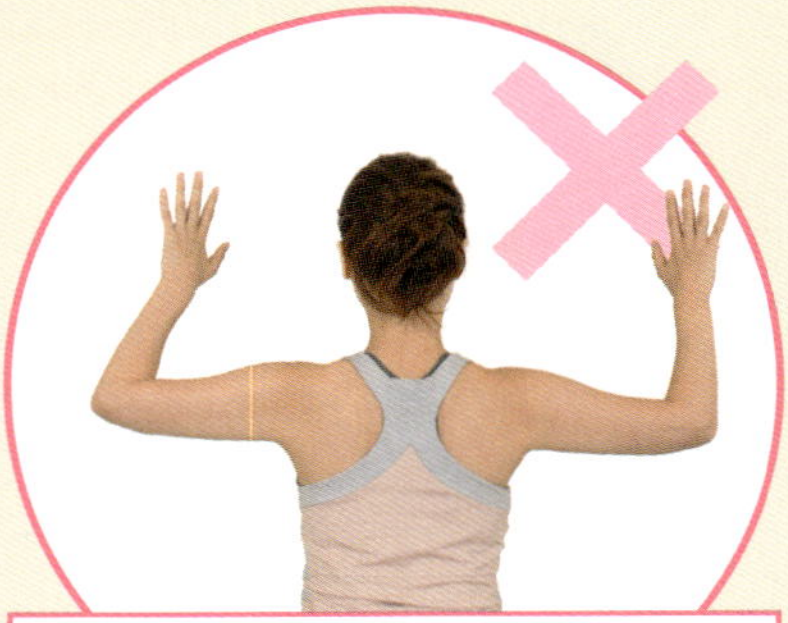

肩が上がらないように、手の位置は肩のラインから上につかない。

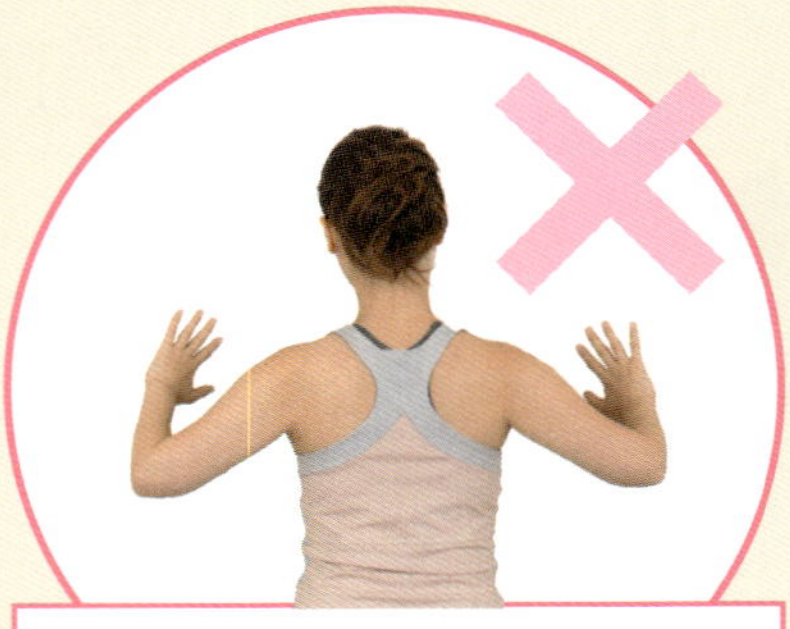

肩甲骨がよく動くように、脇を開かない。

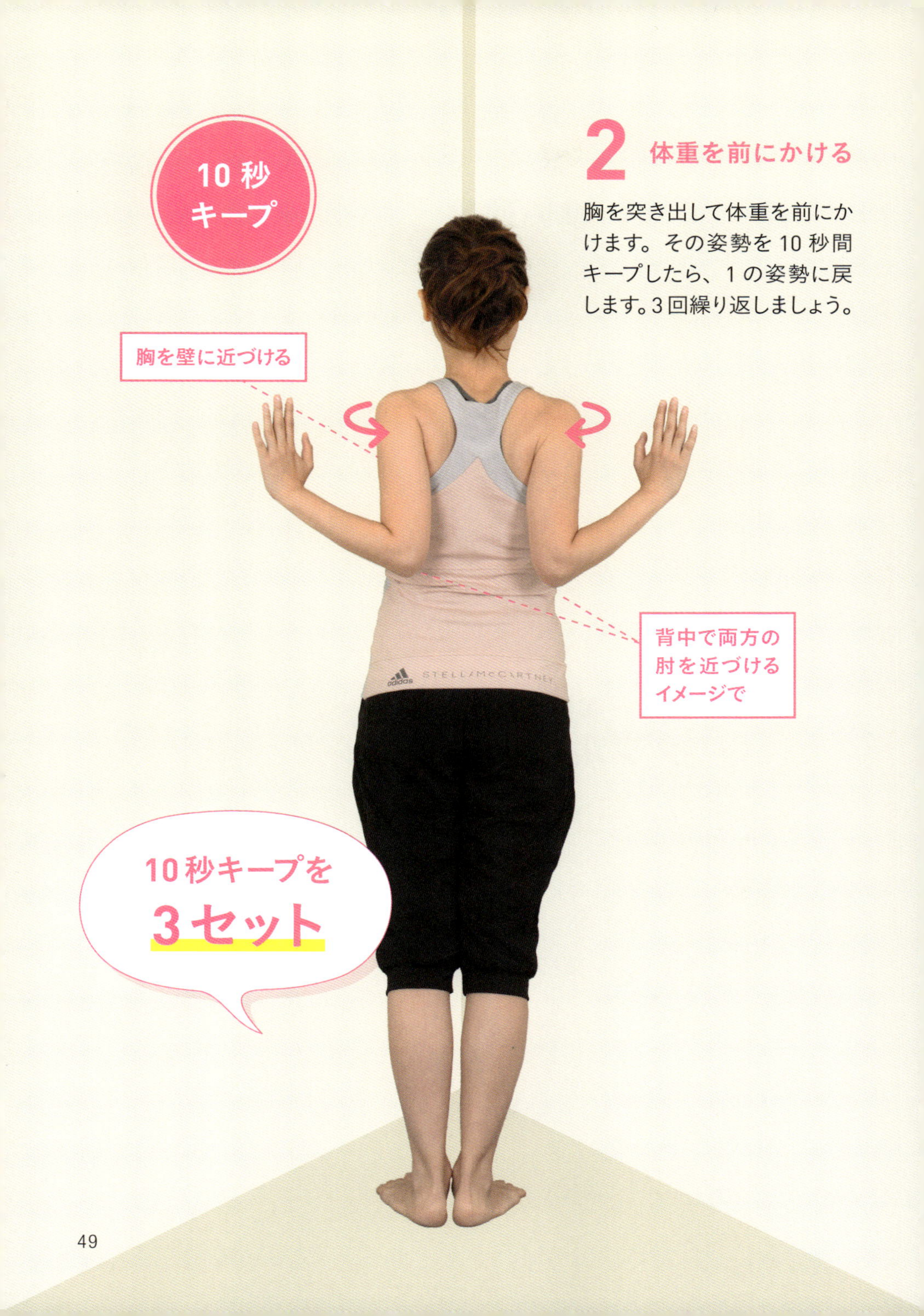
10秒
キープ
胸を壁に近づける
背中で両方の
肘を近づける
イメージで
10秒キープを
3セット

2 体重を前にかける

胸を突き出して体重を前にかけます。その姿勢を10秒間キープしたら、1の姿勢に戻します。3回繰り返しましょう。

1週目

1週目は、毎日ストレッチと「壁際アームローリング」で、ガチガチに硬くなっている肩甲骨を大きく動かしながらほぐしていきます。

基本メニュー

準備運動

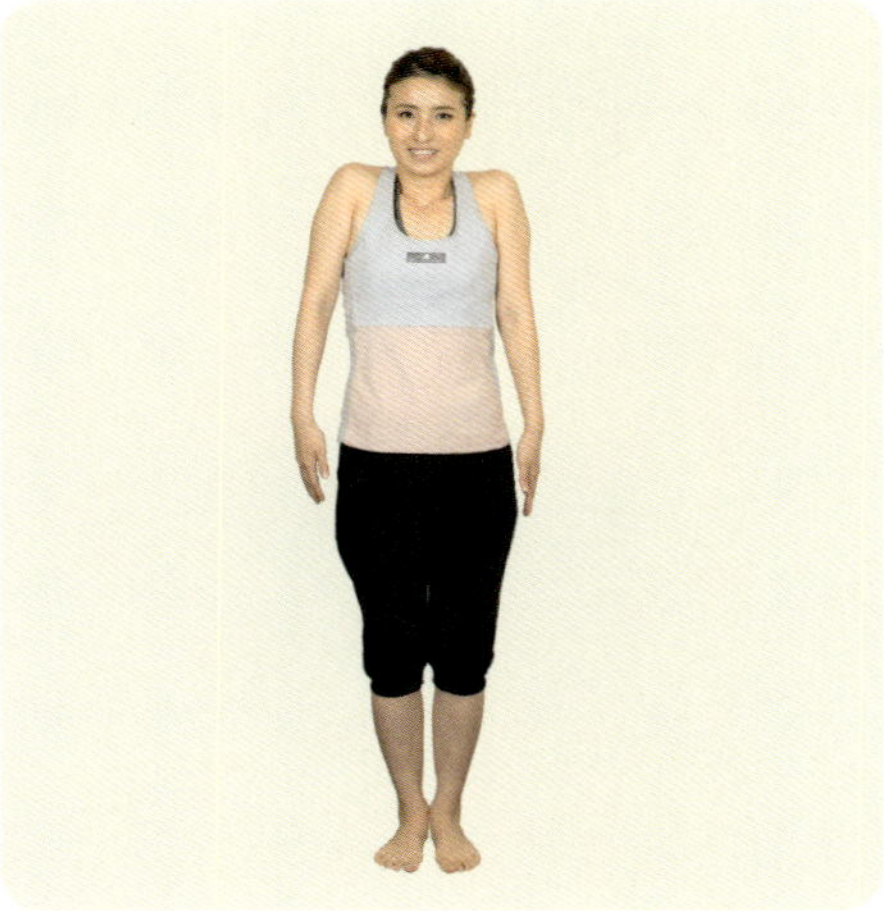

＋

毎日ストレッチ ダブルハンド壁押し

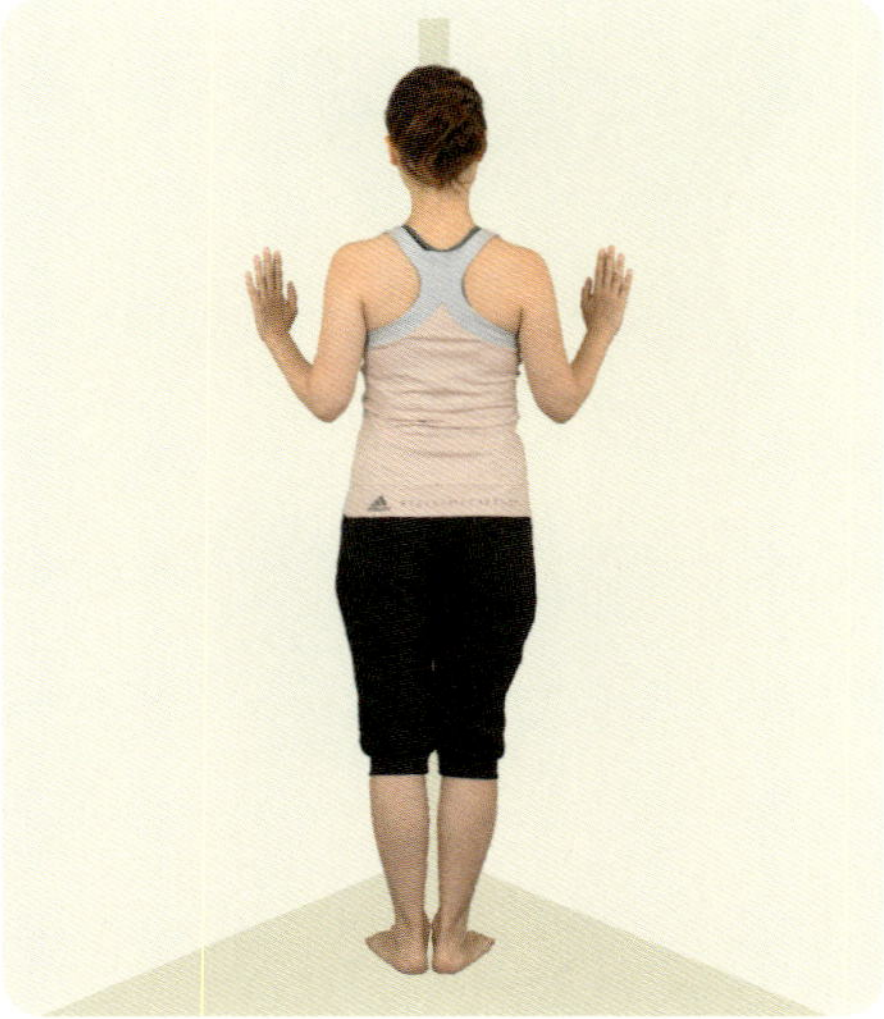

週替わりストレッチ

壁際アームローリング

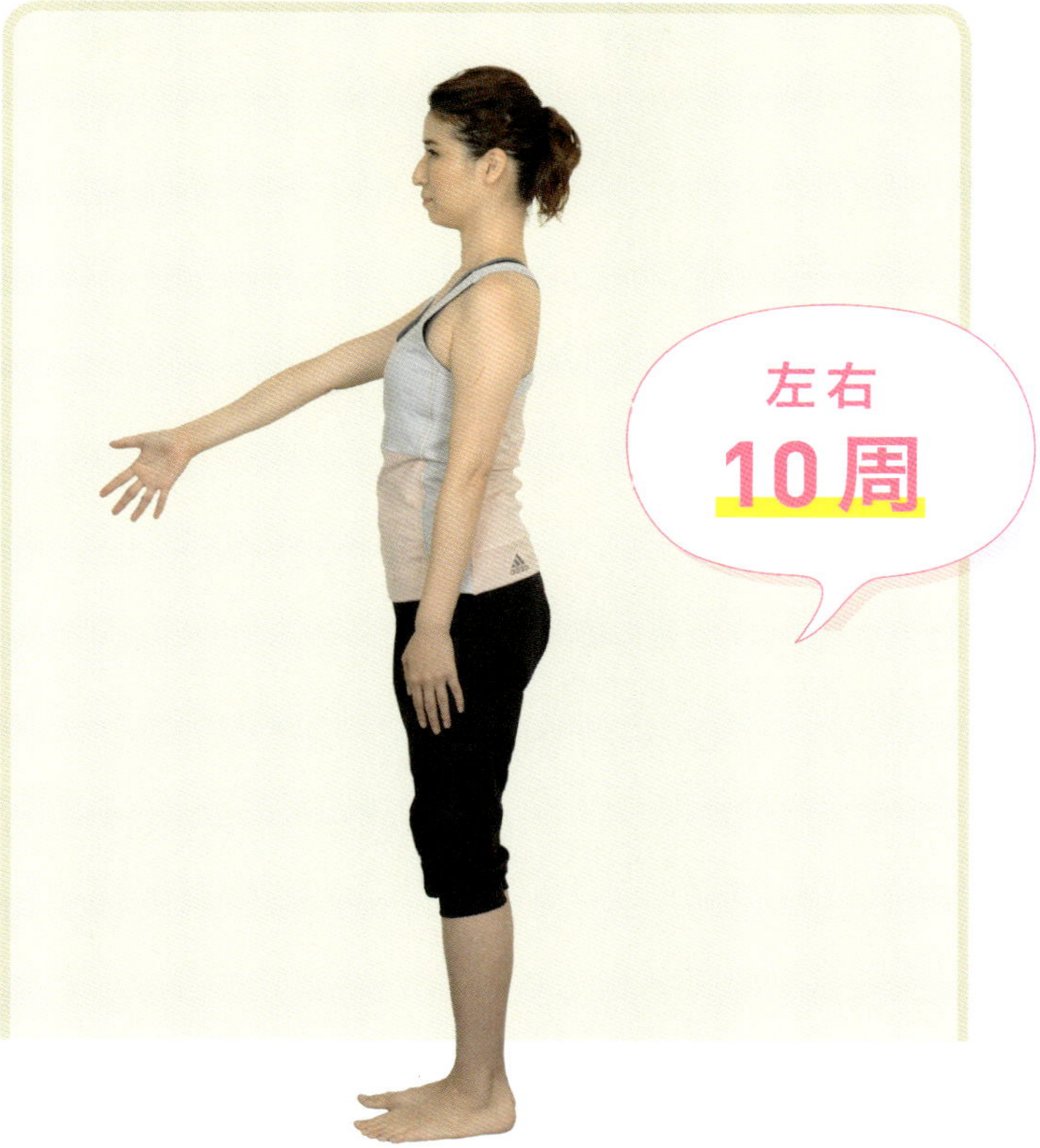

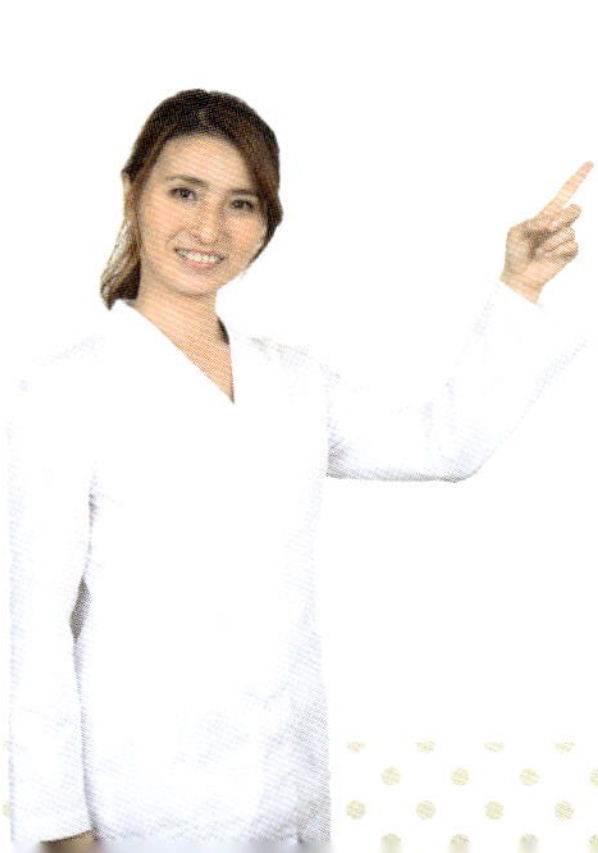

1週目の週替わりストレッチは「壁際アームローリング」。壁沿いに立って、腕をまわすだけのストレッチです。腕をしっかり伸ばしたまま、壁に沿って大きくまわすようにしましょう。肩甲骨から肩まわりを大きく動かすことで、背中の筋肉が少しずつほぐれていきます。壁沿いに立ってうまくまわせないときは、壁から離れるとラクにまわせます。

週替わりストレッチ（1週目）
壁際アームローリング

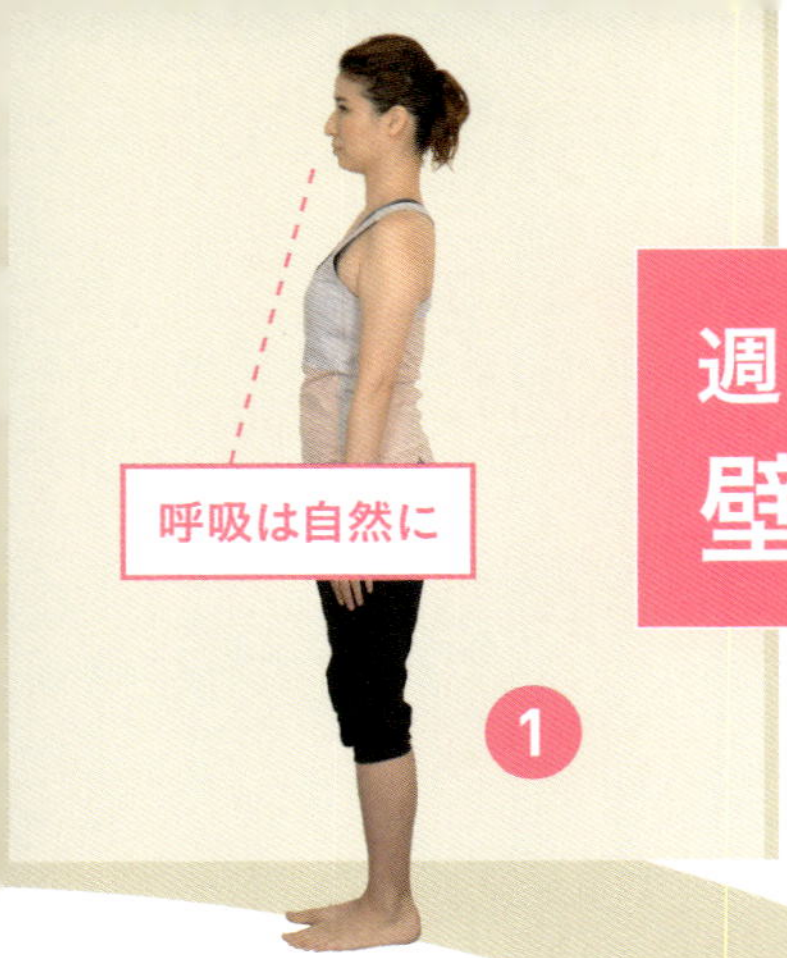
呼吸は自然に
1

1 前まわし

壁に対して横向きに立ちます。壁側の腕の手のひらを内向きにし、手の甲を壁にふれさせ、腕を伸ばしたまま壁に沿って下から上にゆっくりまわしていきます。

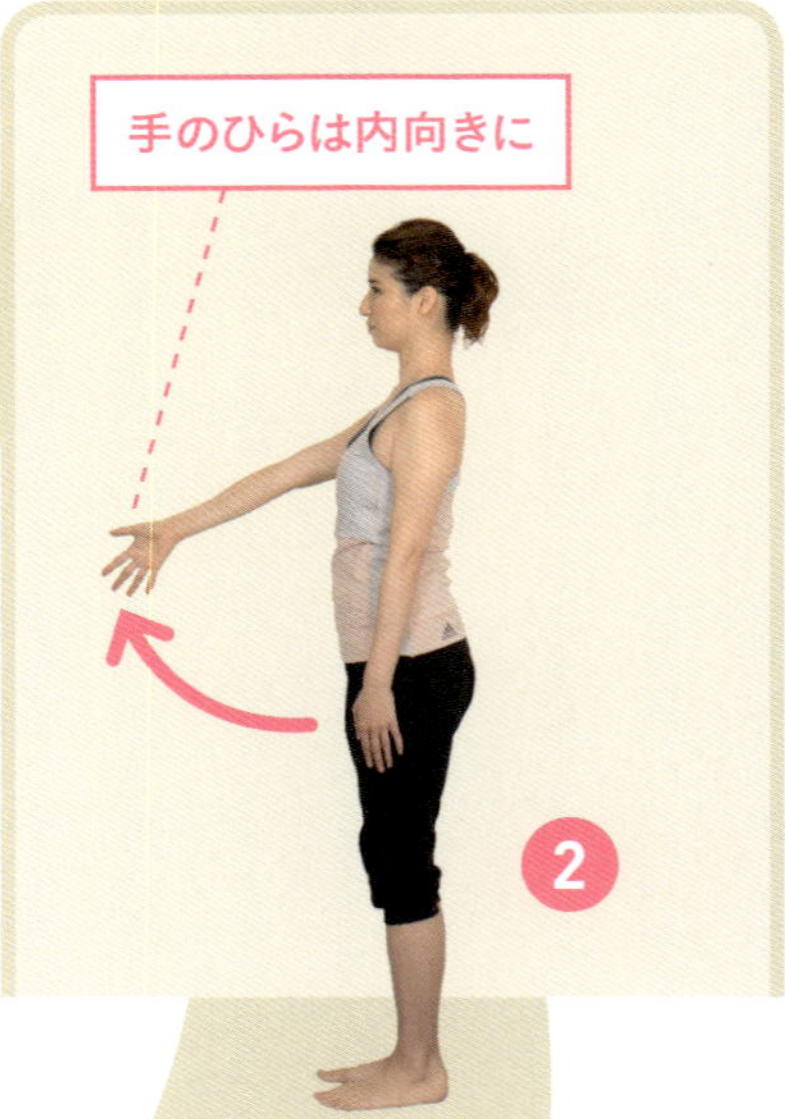
手のひらは内向きに
2

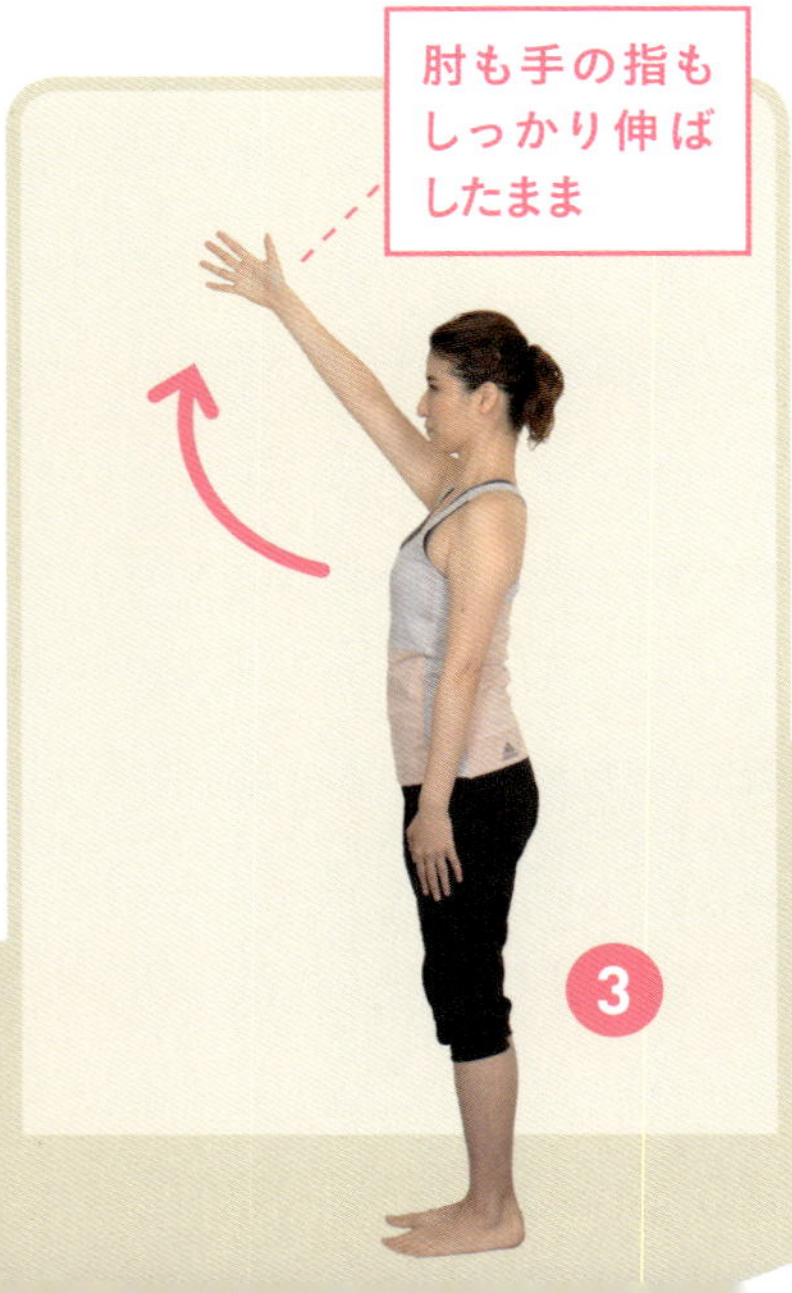
肘も手の指もしっかり伸ばしたまま
3

POINT

壁から離れて立つとラクにまわせます。目標は壁に沿った腕まわし。無理せず、少しずつ壁との距離を縮めていきましょう。

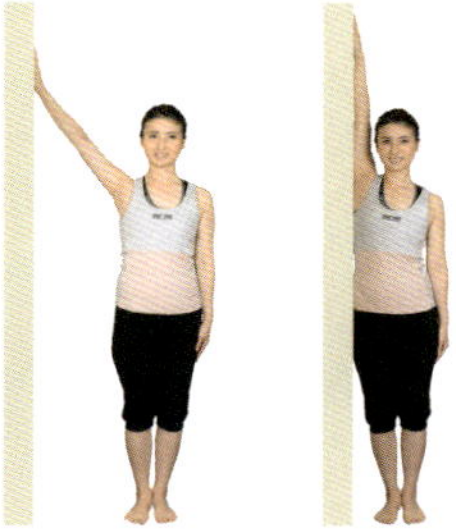

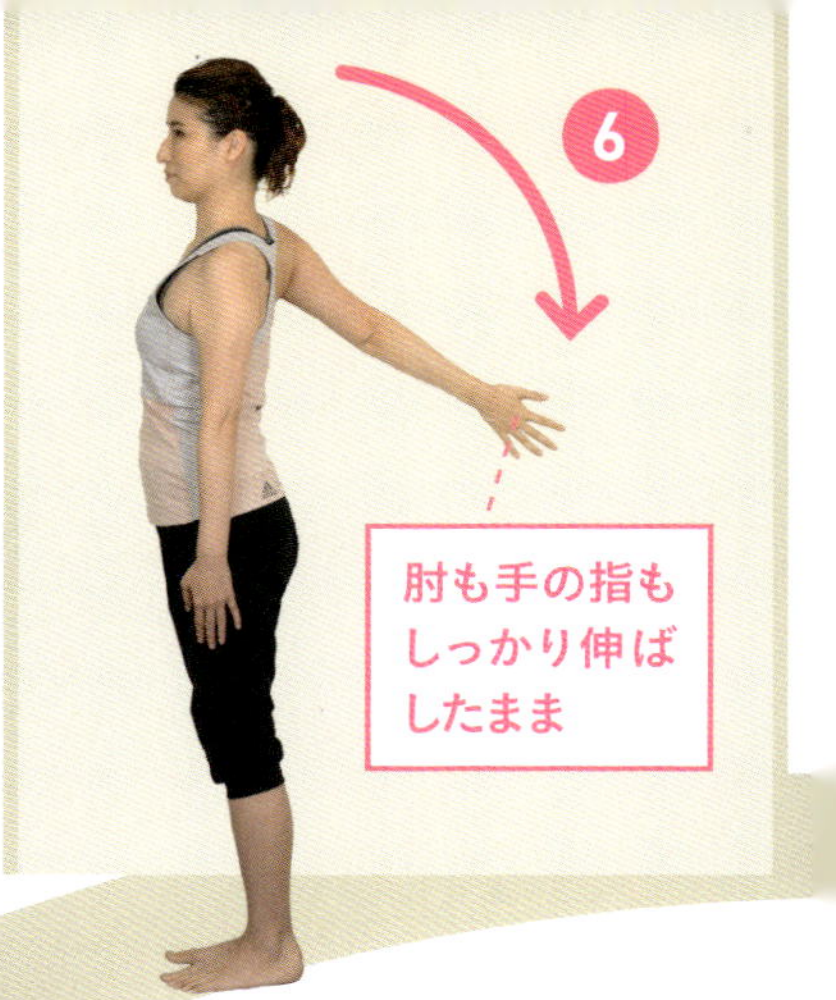
6
肘も手の指もしっかり伸ばしたまま

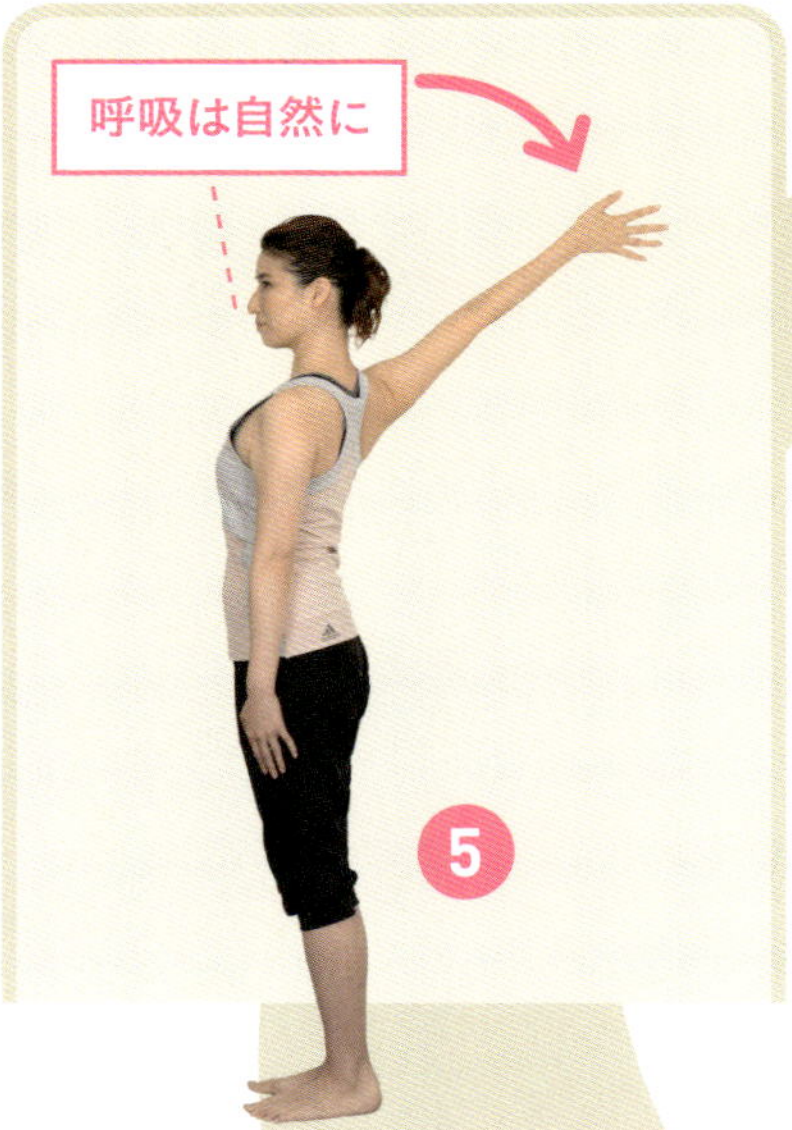
呼吸は自然に
5

2 後ろまわし

手が真上になったら、手のひらを壁側に向けて、腕を上から下にゆっくりまわしていきます。10周まわしたら、向きを逆にして立ち、もう片方の腕も同じようにまわします。

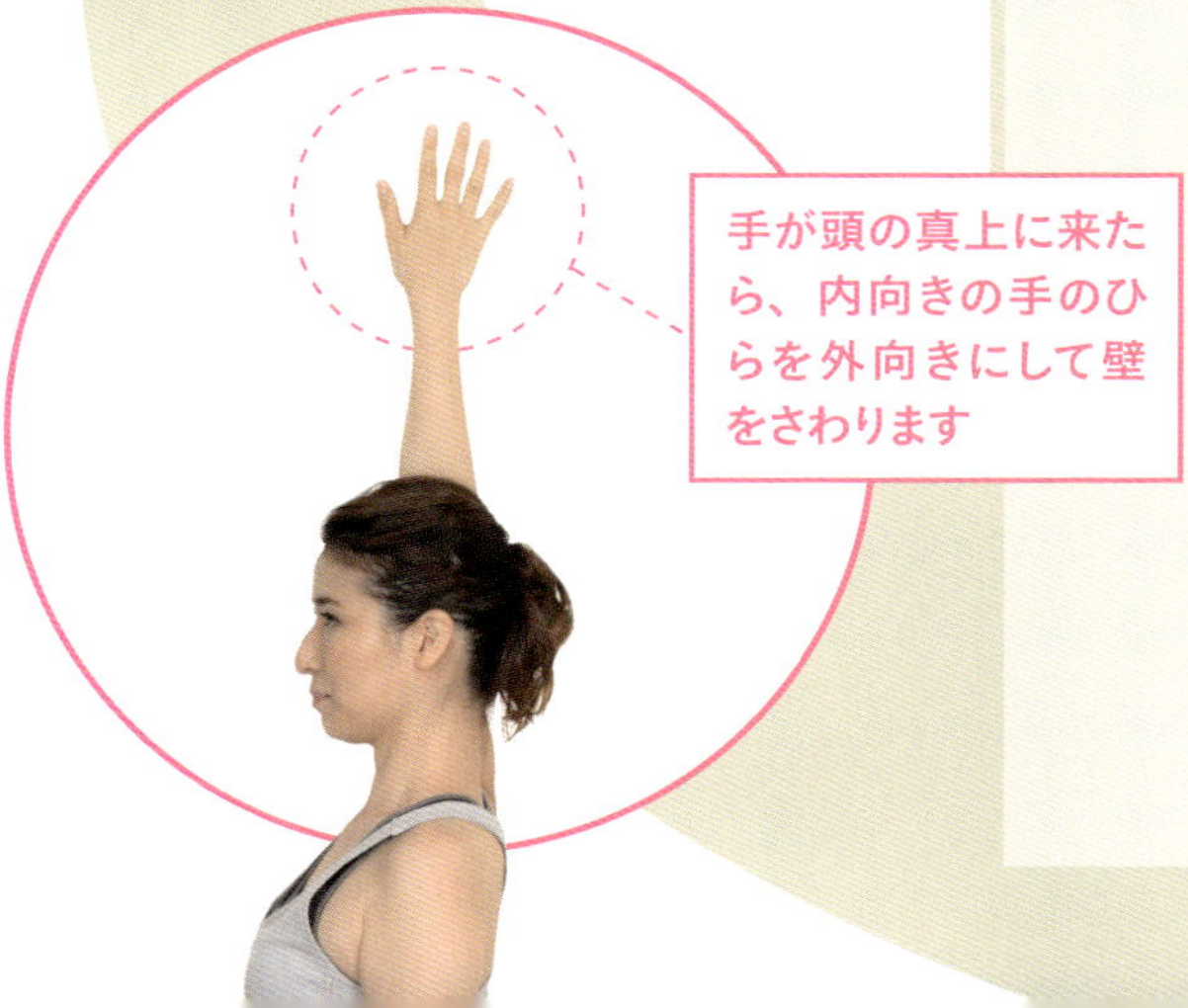
手が頭の真上に来たら、内向きの手のひらを外向きにして壁をさわります

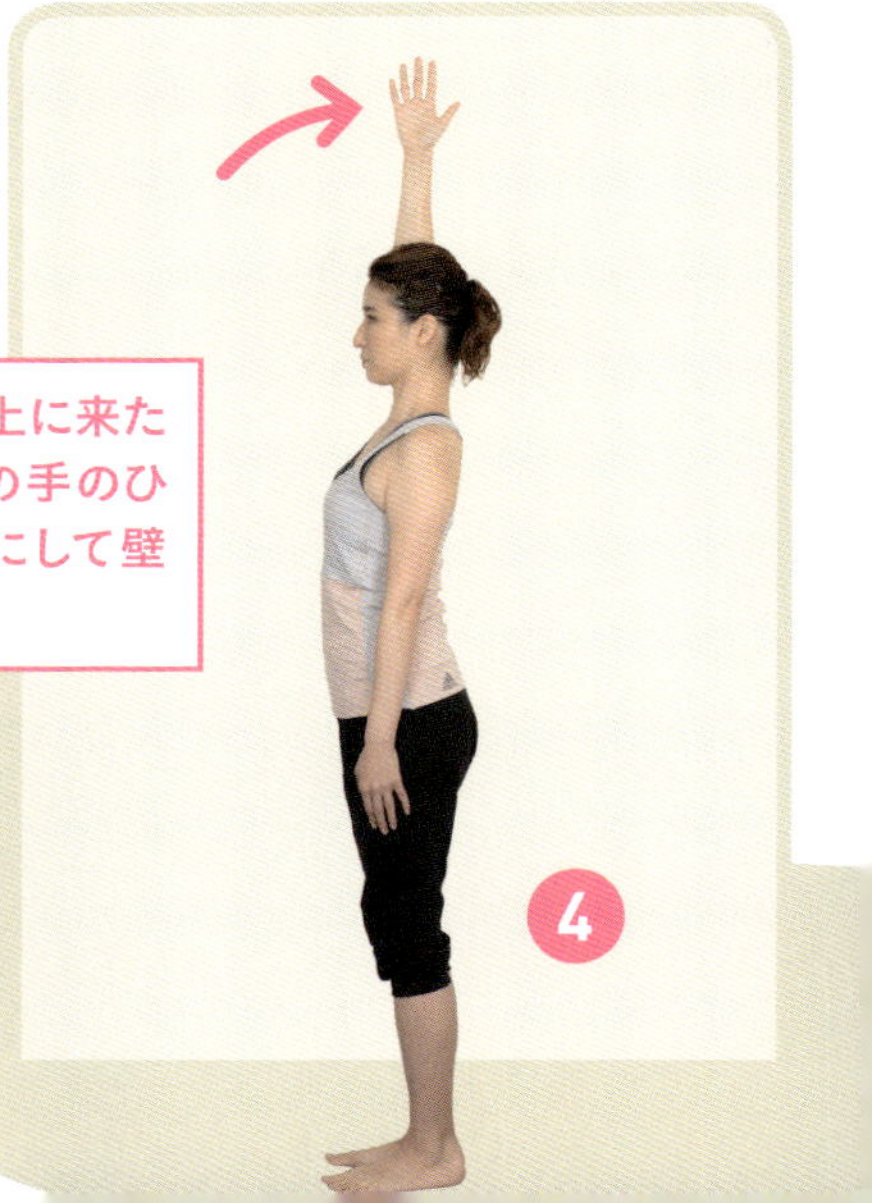
4

3 week method

2週目

2週目は、毎日ストレッチと「肩甲骨ゆるゆるストレッチ」で、やわらかくなってきた肩甲骨をさらに動かしながらほぐしていきます。

（基本メニュー）

準備運動

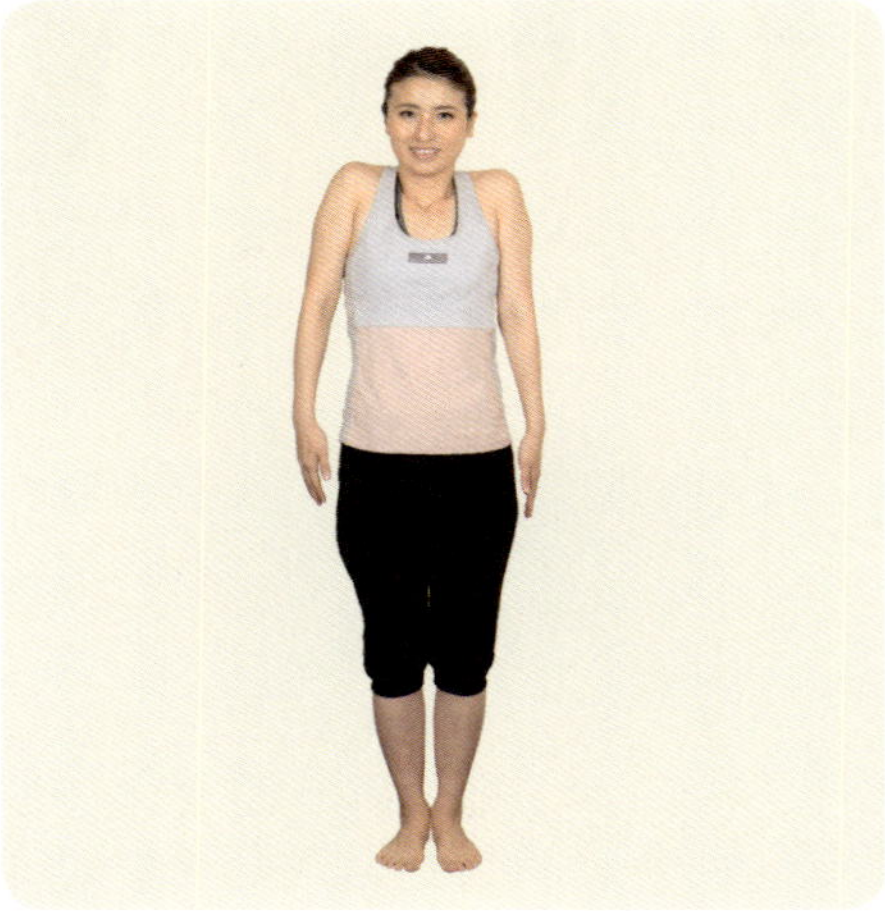

＋

毎日ストレッチ

ダブルハンド壁押し

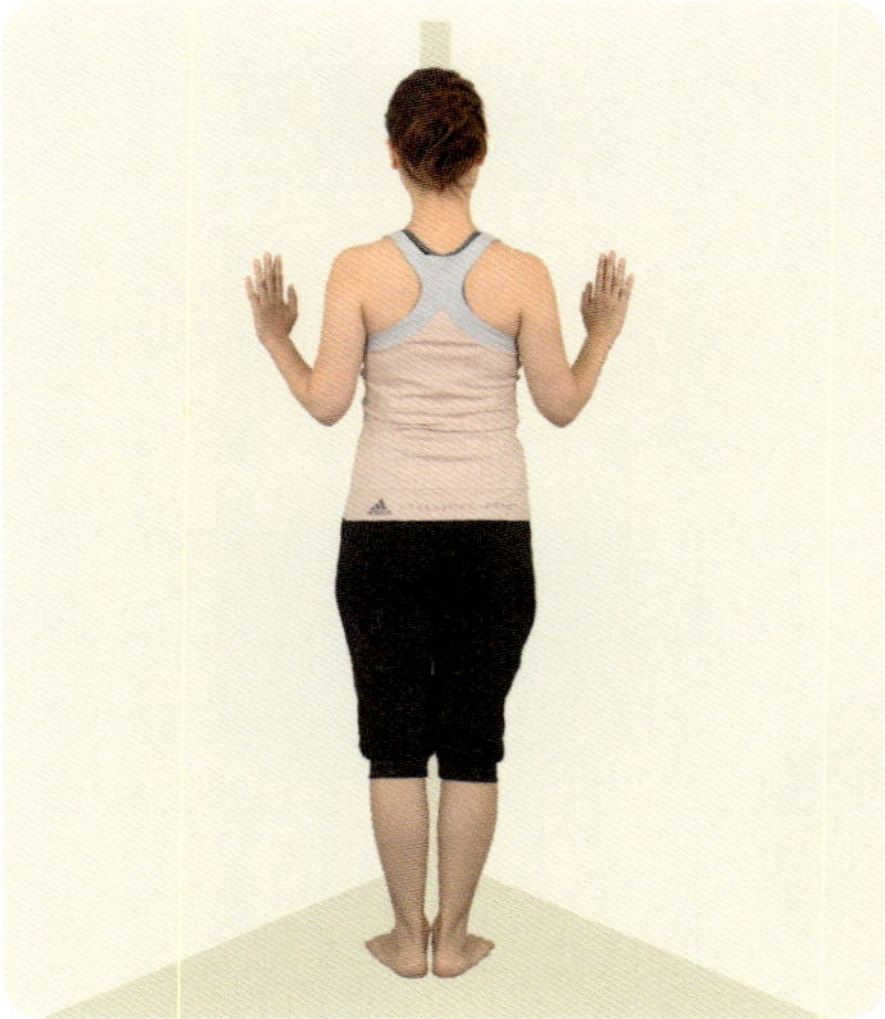

週替わりストレッチ

肩甲骨ゆるゆるストレッチ

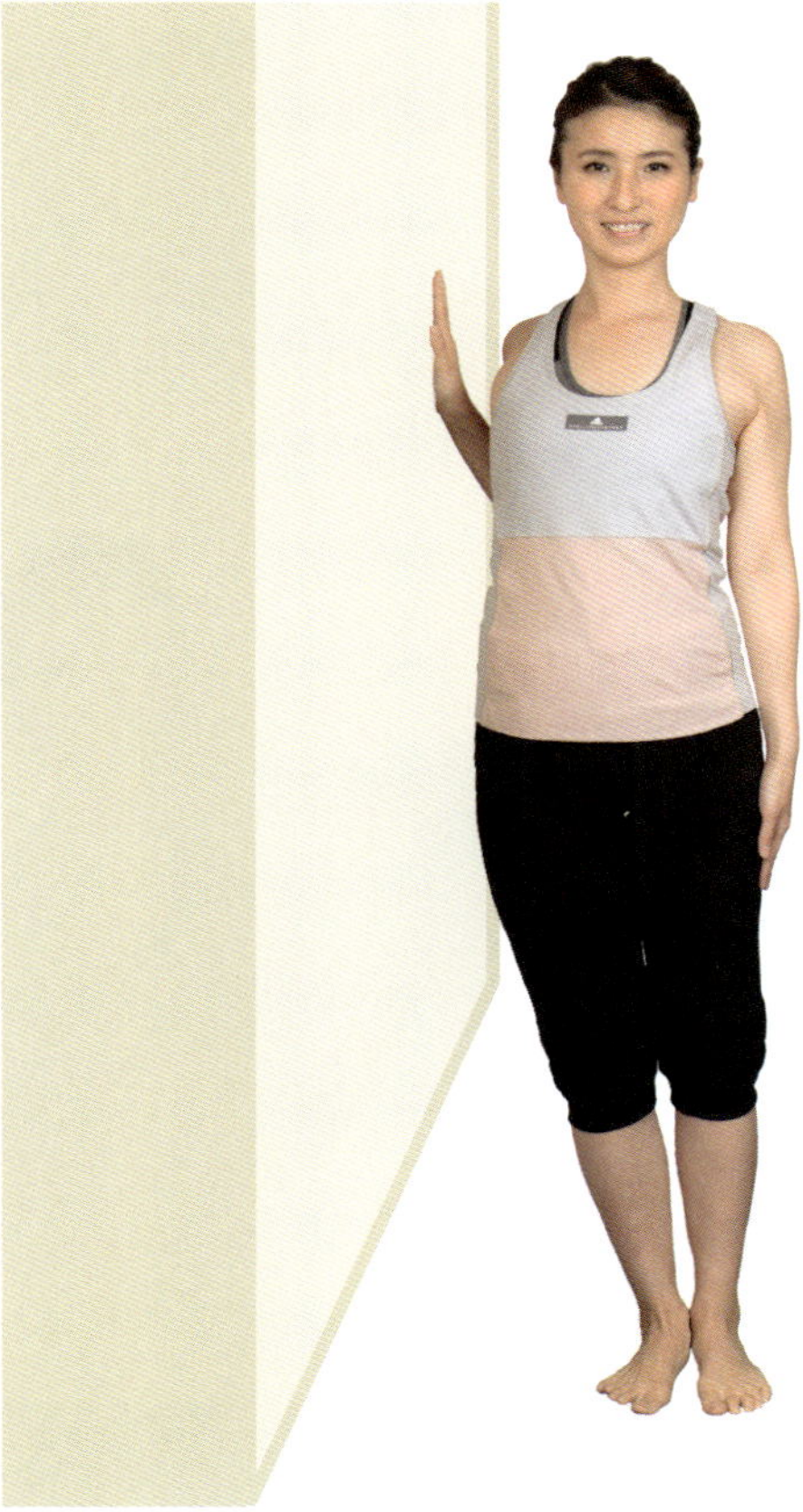

10秒キープを左右3セット

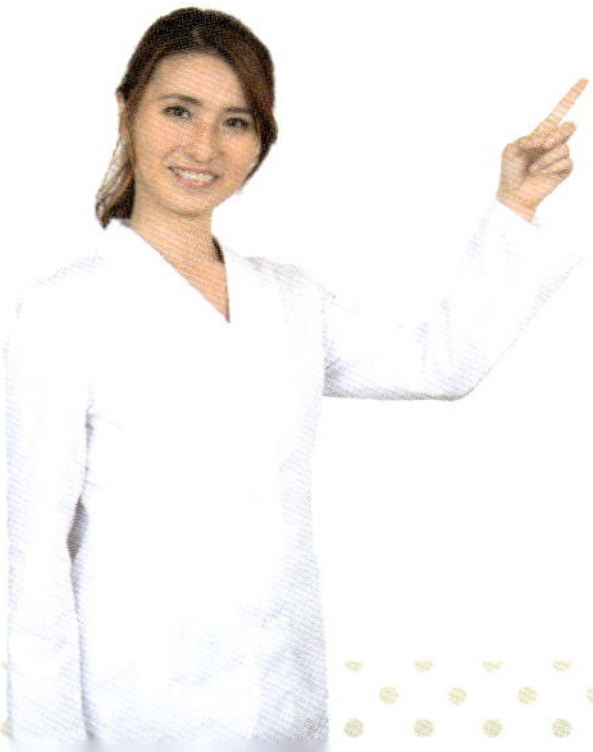

2週目の週替わりストレッチは「肩甲骨ゆるゆるストレッチ」。「ダブルハンド壁押し」を壁沿いに立って、片側ずつ行うストレッチです。ほぐれてきた肩甲骨を左右それぞれに集中的に行うことで、さらにやわらかくします。肩甲骨の硬さに左右差があるときは、片側だけ3セットにプラスして行ってもかまいません。

週替わりストレッチ（2週目）
肩甲骨ゆるゆるストレッチ

1 右の肩甲骨をゆるめる

壁に対して横向きに立ち、壁側の腕の肘を曲げて壁に手をつきます。壁側に体重をかけ、その姿勢を10秒キープしたら元の姿勢に戻します。3回繰り返しましょう。

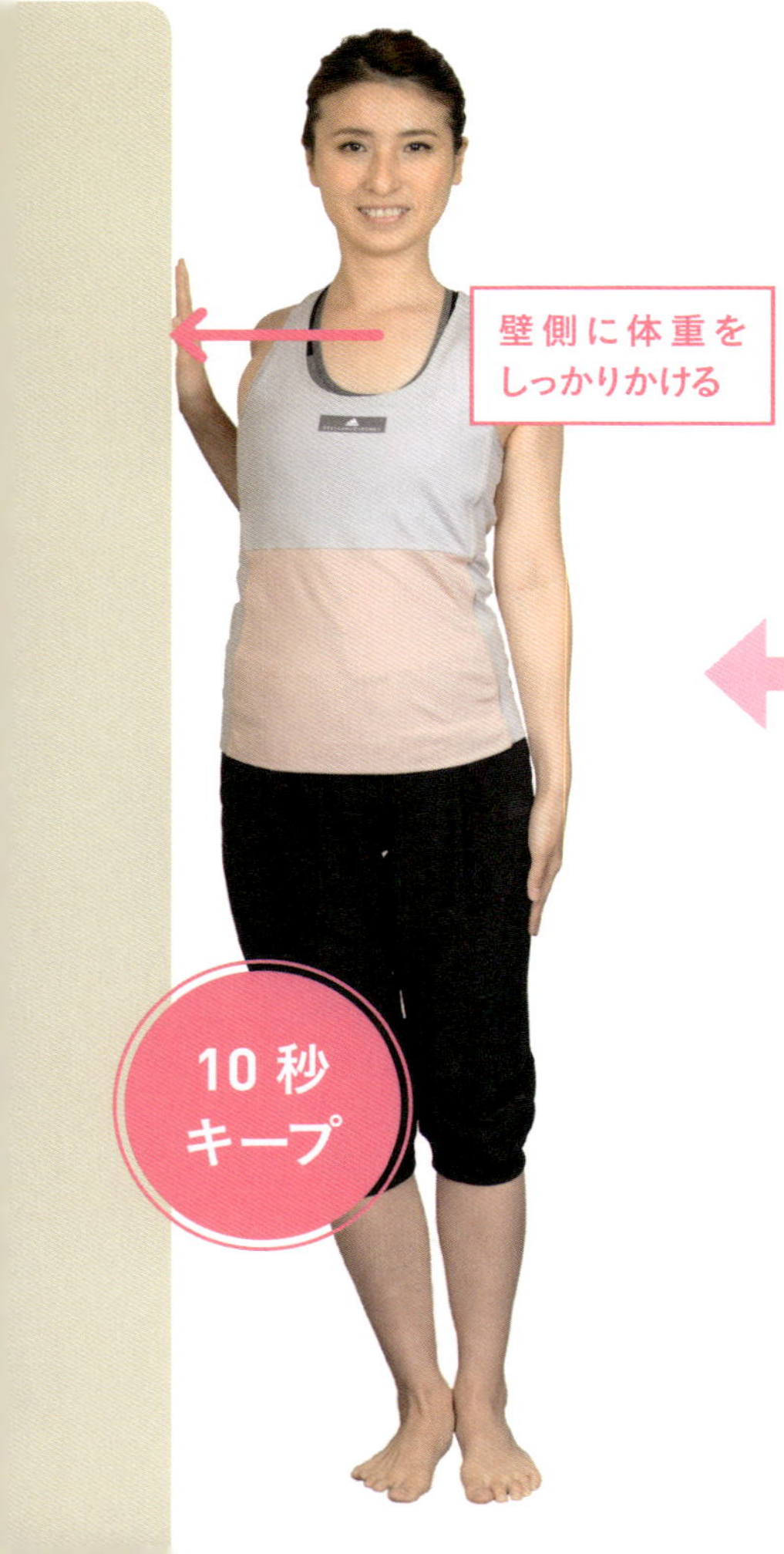
壁側に体重を
しっかりかける
10秒
キープ

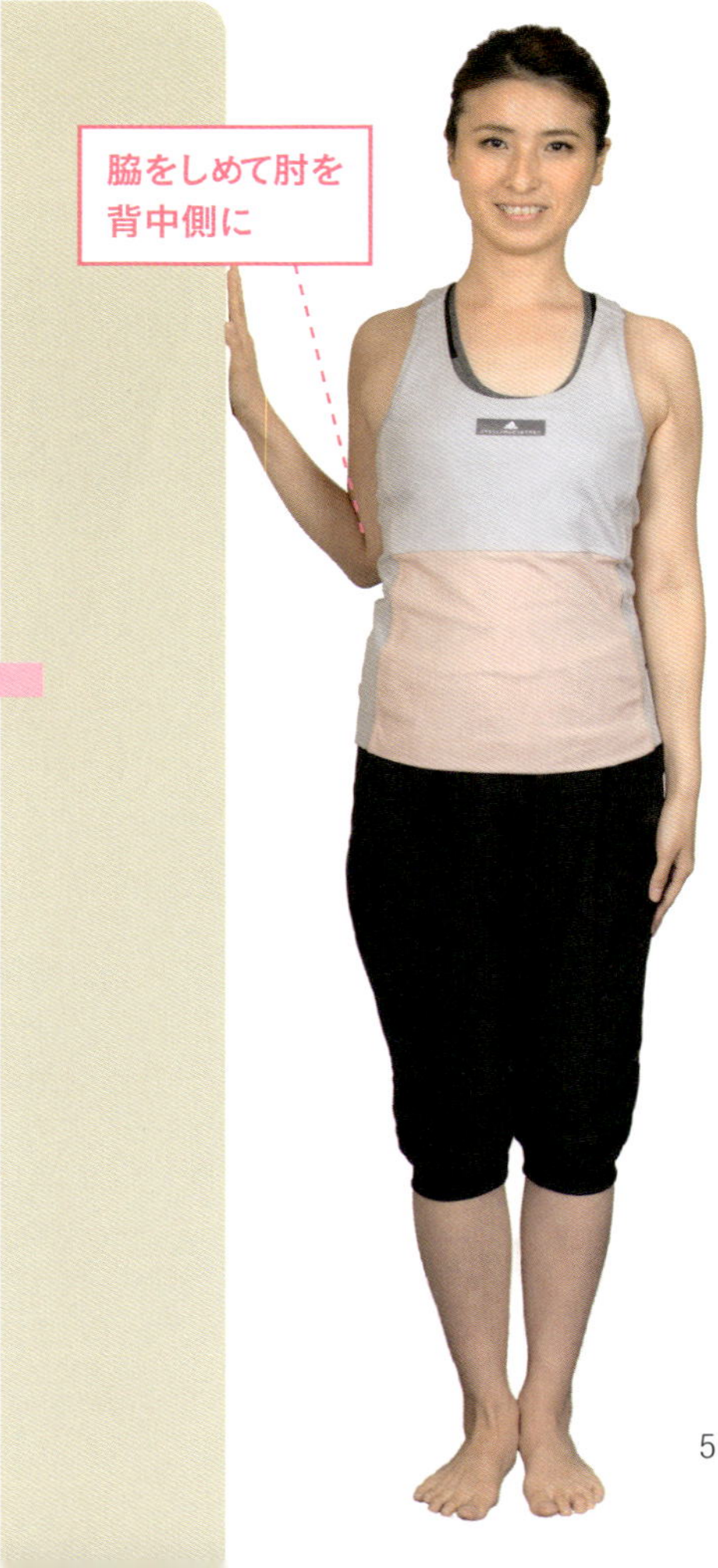
脇をしめて肘を
背中側に

2 左の肩甲骨をゆるめる

壁に対して1とは逆向きに立ち、壁側の腕の肘を曲げて壁に手をつきます。壁側に体重をかけ、その姿勢を10秒キープしたら元の姿勢に戻します。3回繰り返しましょう。

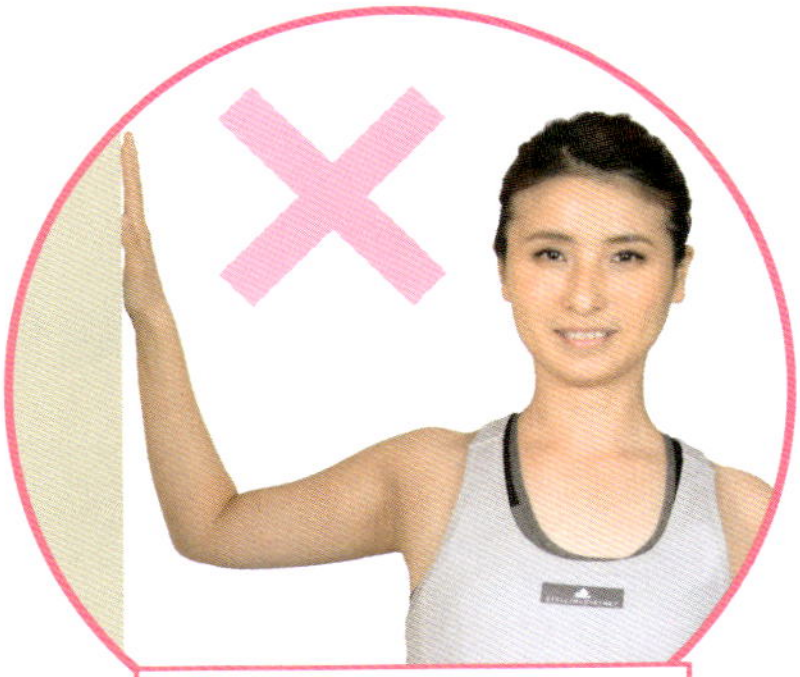

手は高い位置につかないように

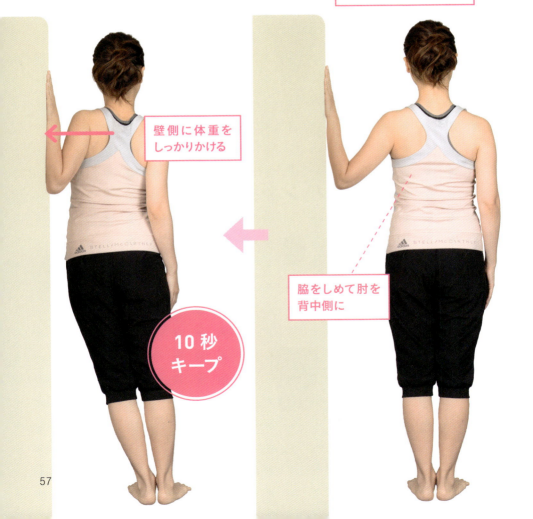

壁側に体重をしっかりかける
10秒キープ
脇をしめて肘を背中側に

3週目

3週目は、毎日ストレッチと「背中ゆるゆるストレッチ」でやわらかくなってきた肩甲骨だけでなく、肩まわりもほぐして、背中握手の完成を目指します。

基本メニュー

準備運動

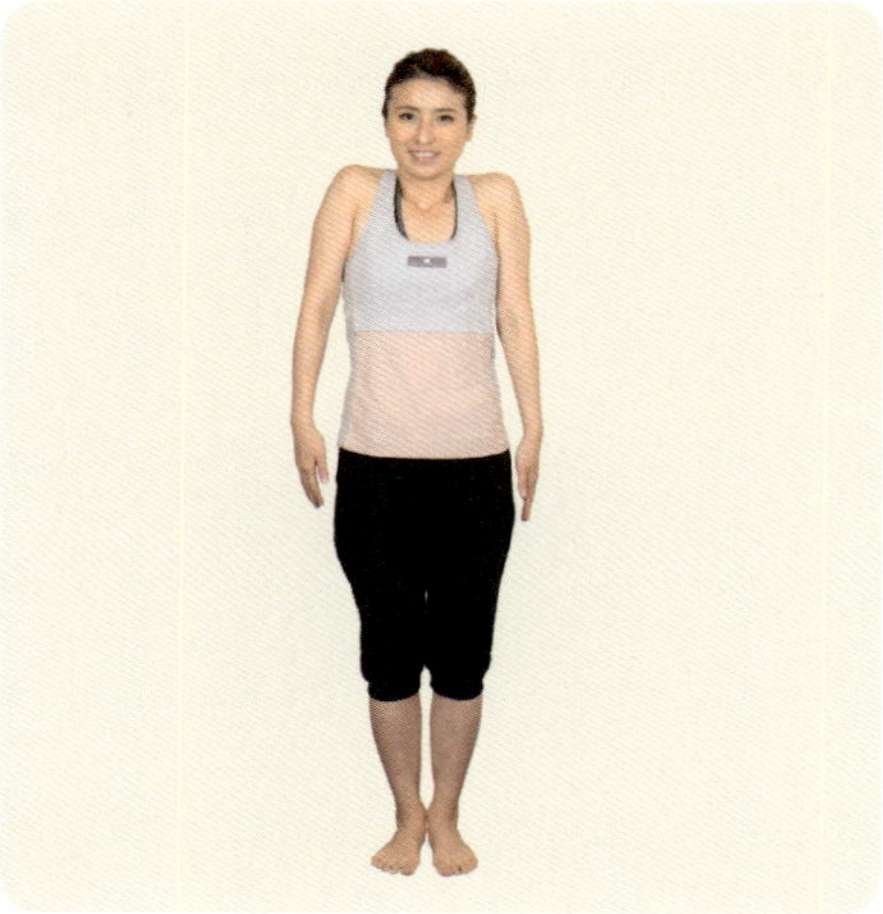

＋

毎日ストレッチ

ダブルハンド壁押し

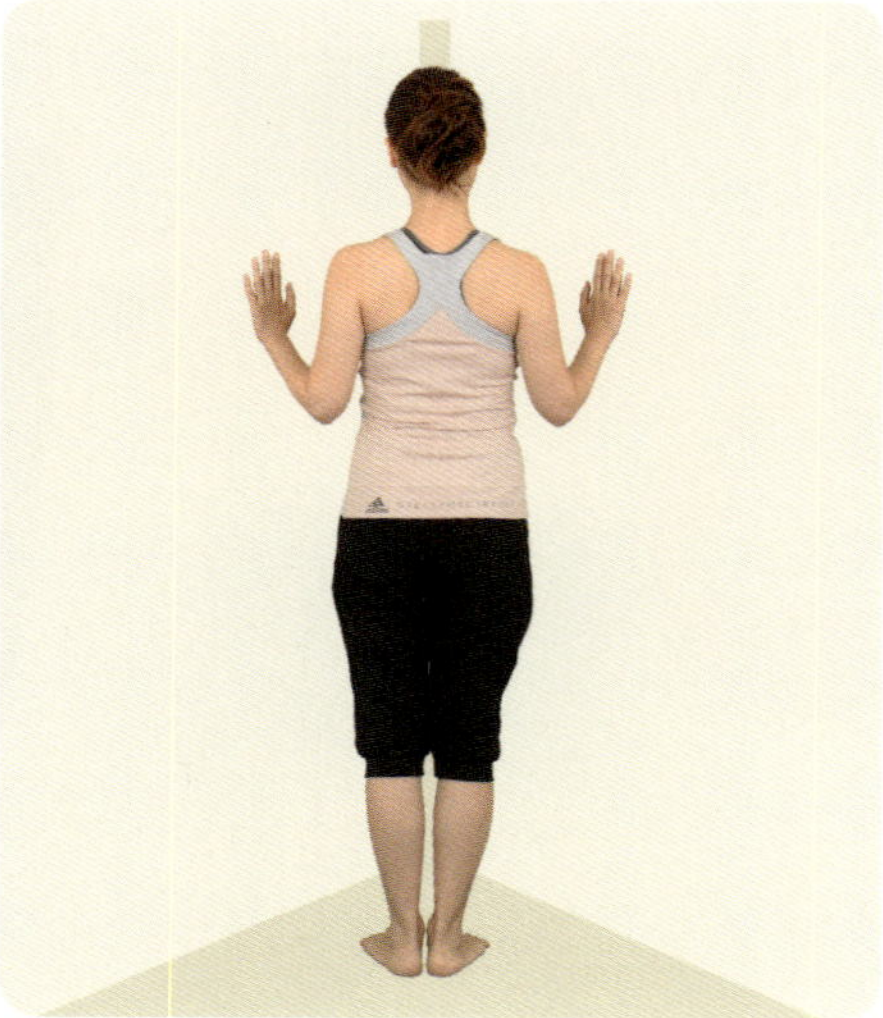

週替わりストレッチ

背中ゆるゆるストレッチ

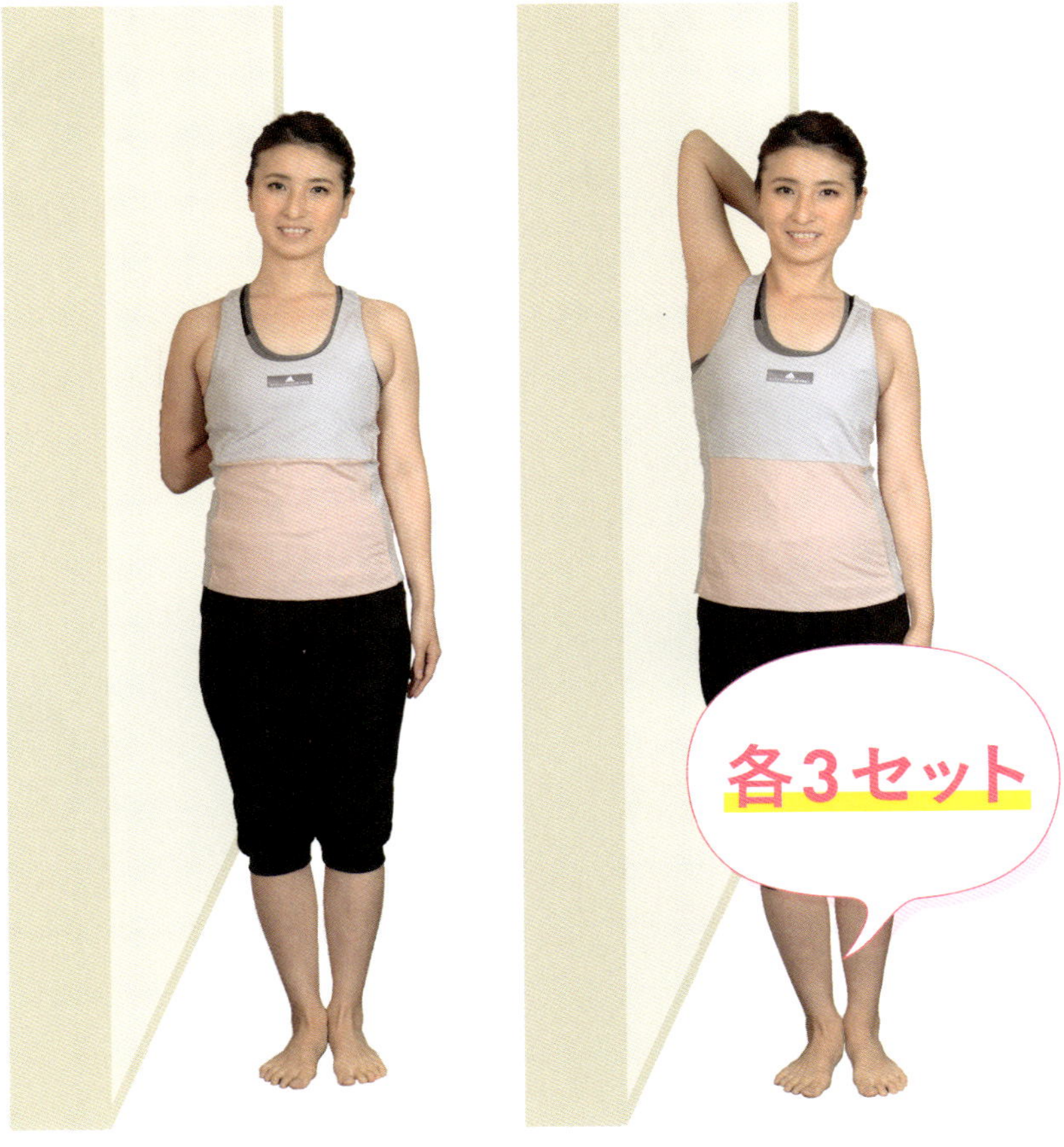

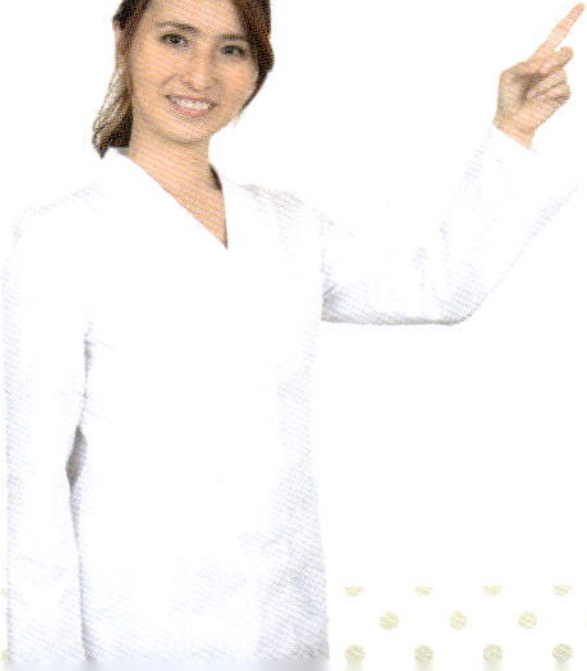

3週目の週替わりストレッチは「背中ゆるゆるストレッチ」。壁沿いに立って、背中握手の体勢をとりながら行う肩まわり中心にほぐすストレッチです。背中握手を完成させるには、肩甲骨をやわらかくするだけでなく、肩を正しい位置に戻す必要もあります。肩や腕の位置が戻れば、背中握手の完成は目の前です。

週替わりストレッチ（3週目）

背中ゆるゆるストレッチ

1 腕を上げて肩甲骨と肩をゆるめる

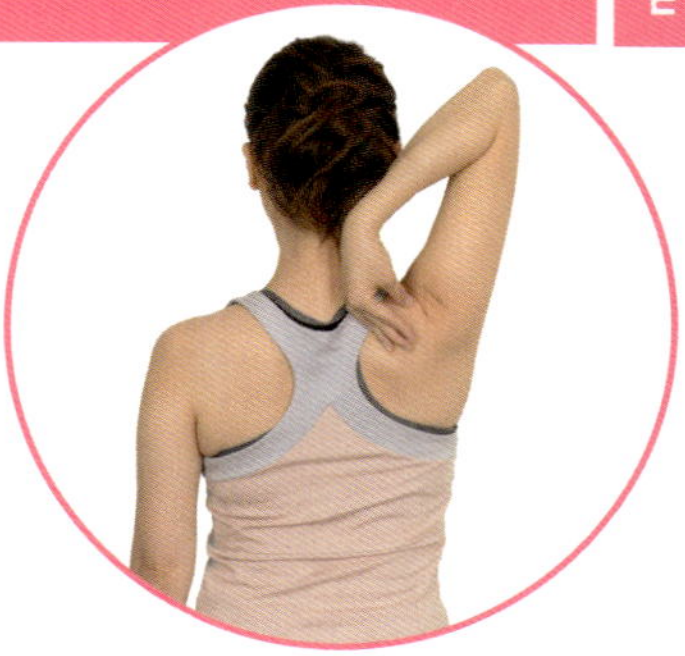

壁に対して横向きに立ちます。壁側の腕の肘を曲げ、手のひらが肩につくように腕を上げて壁に肘をつきます。肘を壁につけたまま、壁側に体重をかけ、さらに少し前のほうに体重をかけ、その姿勢を5秒キープしたら元の姿勢に戻します。3回繰り返したら、向きを変えて、もう片方も同じように行います。

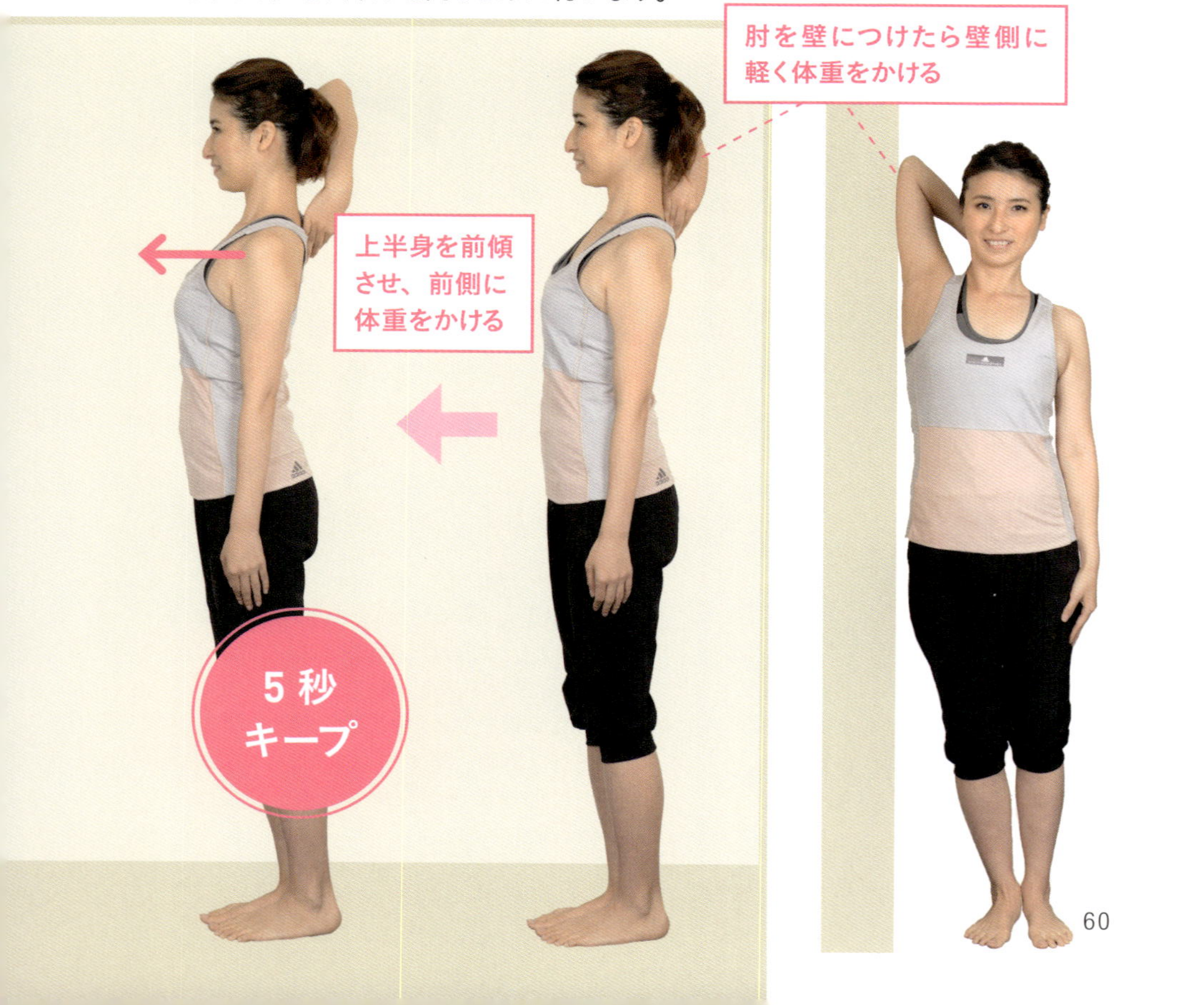
肘を壁につけたら壁側に
軽く体重をかける
上半身を前傾
させ、前側に
体重をかける
5秒
キープ

2 腕を下げて肩甲骨と肩をゆるめる

壁に対して横向きに立ちます。壁側の腕の肘を曲げ、手の甲が背中につくようにし、肘を壁につきます。壁側に体重をかけ肩まで壁についたら、少し前のほうに体重をかけ、その姿勢を 5 秒キープしたら元の姿勢に戻します。3 回繰り返したら、向きを変えて、もう片方も同じように行います。

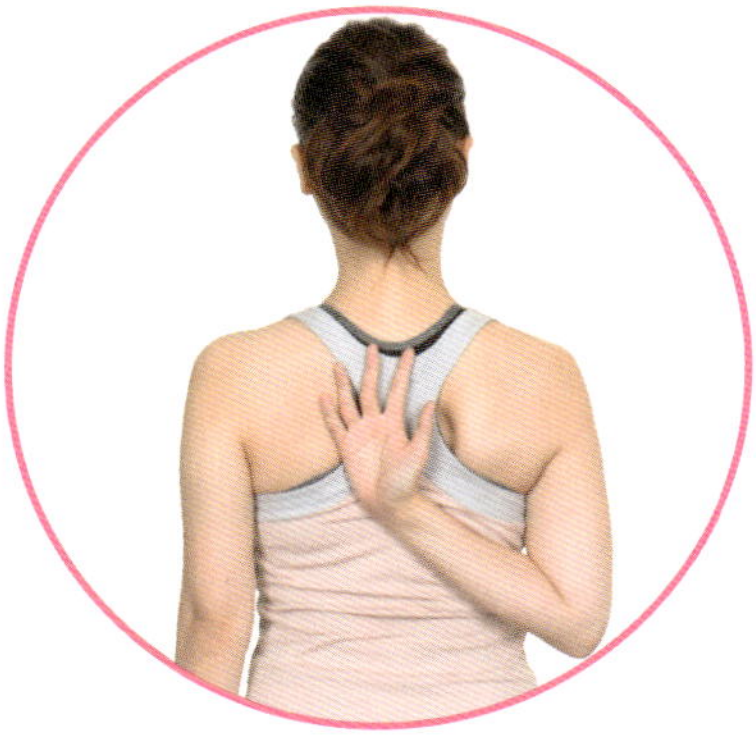

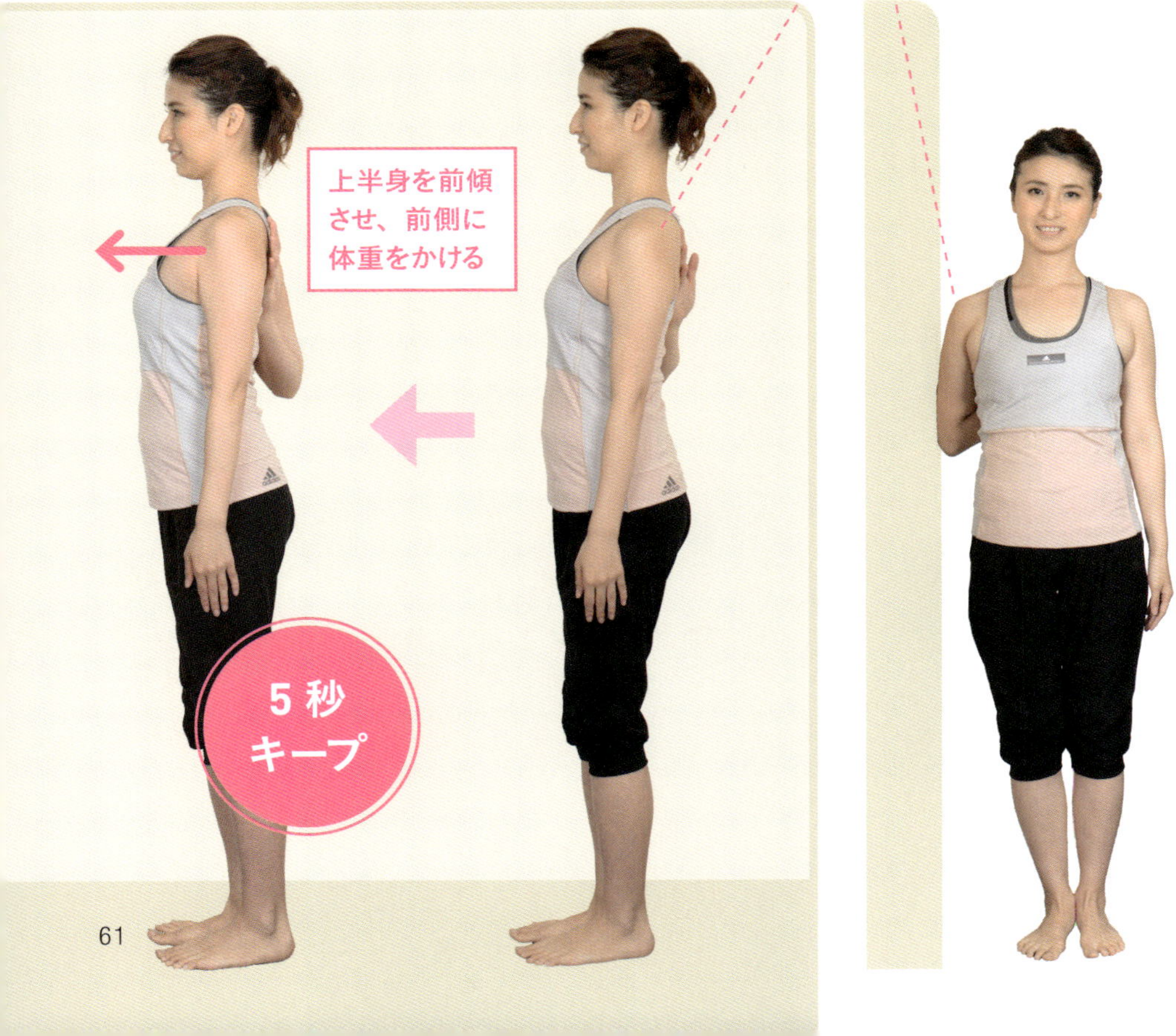
肘を壁につけたら壁側に体重をかけ、肩まで壁につける
上半身を前傾させ、前側に体重をかける
5 秒
キープ

1日3分のストレッチを3週間続けると、あなたも背中握手ができるようになります。少なくとも、背中で両手の指がふれるくらいまでは肩甲骨がやわらかくなるはずです。

背中ストレッチは、壁とコーナーがある場所ならどこでもできます。道具も必要ありませんし、壁を利用するため安全です。あとは、3週間続けるだけ。もちろん、3週間経過しても継続してかまいません。「ダブルハンド壁押し」を続けるだけでも、やわらかくなった肩甲骨を維持することができます。ただし、背中ストレッチは誰でもできるストレッチですが、背中や肩に強い痛みがある場合は、医師に相談してからはじめるようにしてください。

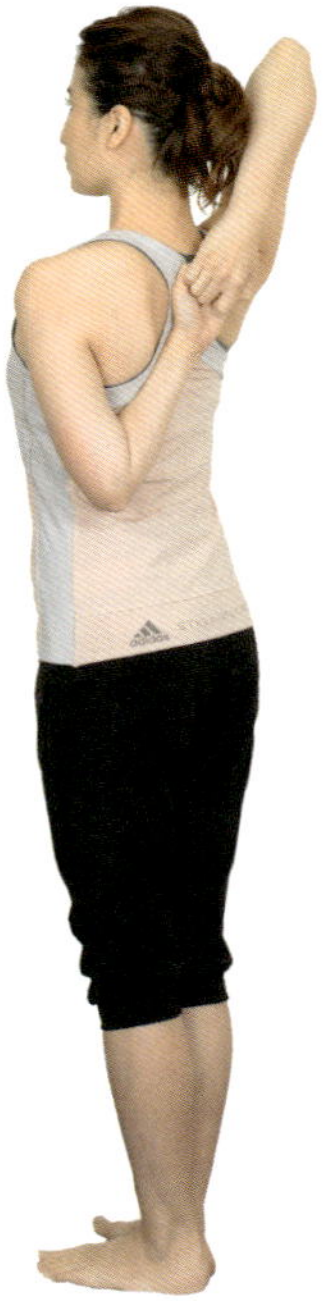

PART 2

さらに気持ち良く健康に

肩甲骨のタイプ別1分ストレッチ

CHECK

肩甲骨のガチガチタイプがわかれば、背中でギューッと握手できるようになる

背中ストレッチ3週間プログラムを続けても、なかなか背中でギューッと握手できない方がいるかもしれません。そういう方は、長い間、肩甲骨が硬くなる生活を続けたことでガチガチになっていることが考えられます。

ガチガチ肩甲骨には、真横に開いたまま固まるタイプ、上下に傾いたまま固まるタイプ、前後に傾いたまま固まるタイプ、ハの字形に固まるタイプがあります。それぞれのタイプに合わせてストレッチを行うと、肩甲骨まわりはよりほぐれます。所要時間は約1分。通常のメニューに追加してあと3週間、プログラムを継続してみてください。夢の背中握手が見えてきます。

ガチガチ肩甲骨の4タイプ
あなたはどれか次ページからチェック！

③ 前後傾きタイプ

肩甲骨が前後に傾いたまま固まるタイプ。片側の肩甲骨だけ前に傾くパターンです。

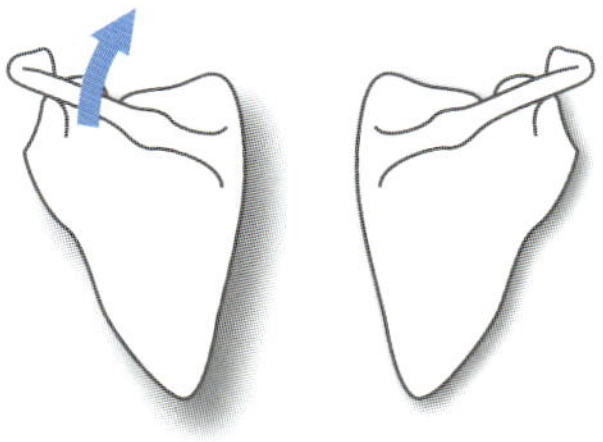

① 真横タイプ

肩甲骨が真横に開いたまま固まるタイプ。背中が丸まっている方、いわゆる「猫背」の方です。

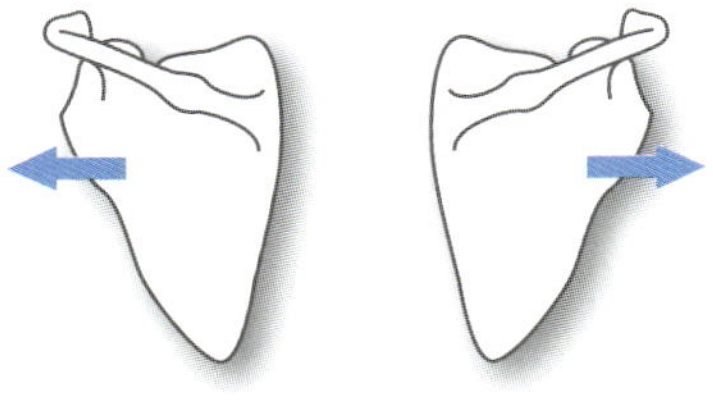

④ ハの字タイプ

肩甲骨の下側がハの字状に開いて固まるタイプ。肩が前に入る「巻き肩」の方に多く見られます。

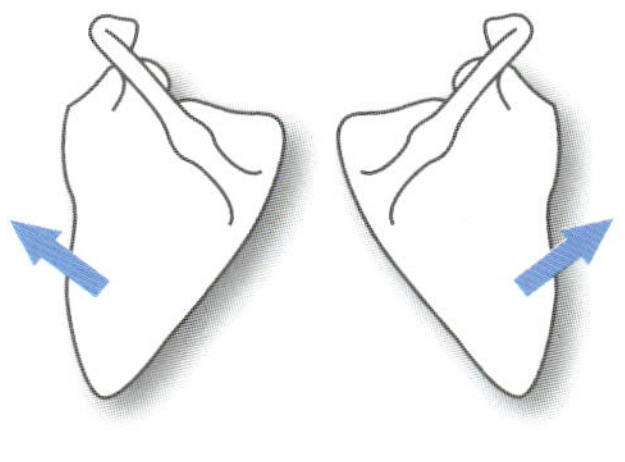

② 上下傾きタイプ

肩甲骨が上下に傾いたまま固まるタイプ。片側だけを使うくせがある方は要注意です。

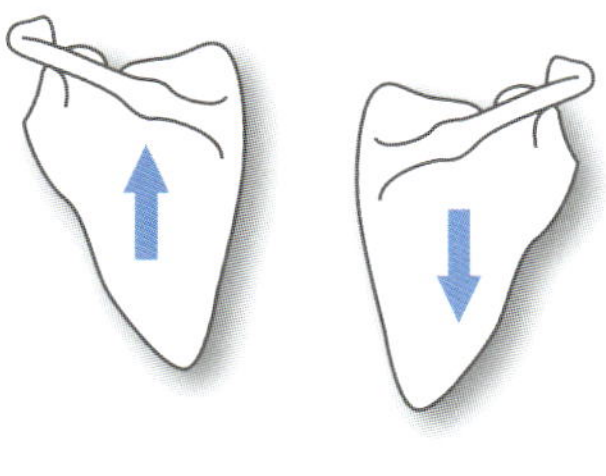

CHECK1

あなたは真横タイプ？

両手のひらと肘をくっつけ、そのまま真上に上げ、肩甲骨が横に広がって固まっていないか確認しましょう。

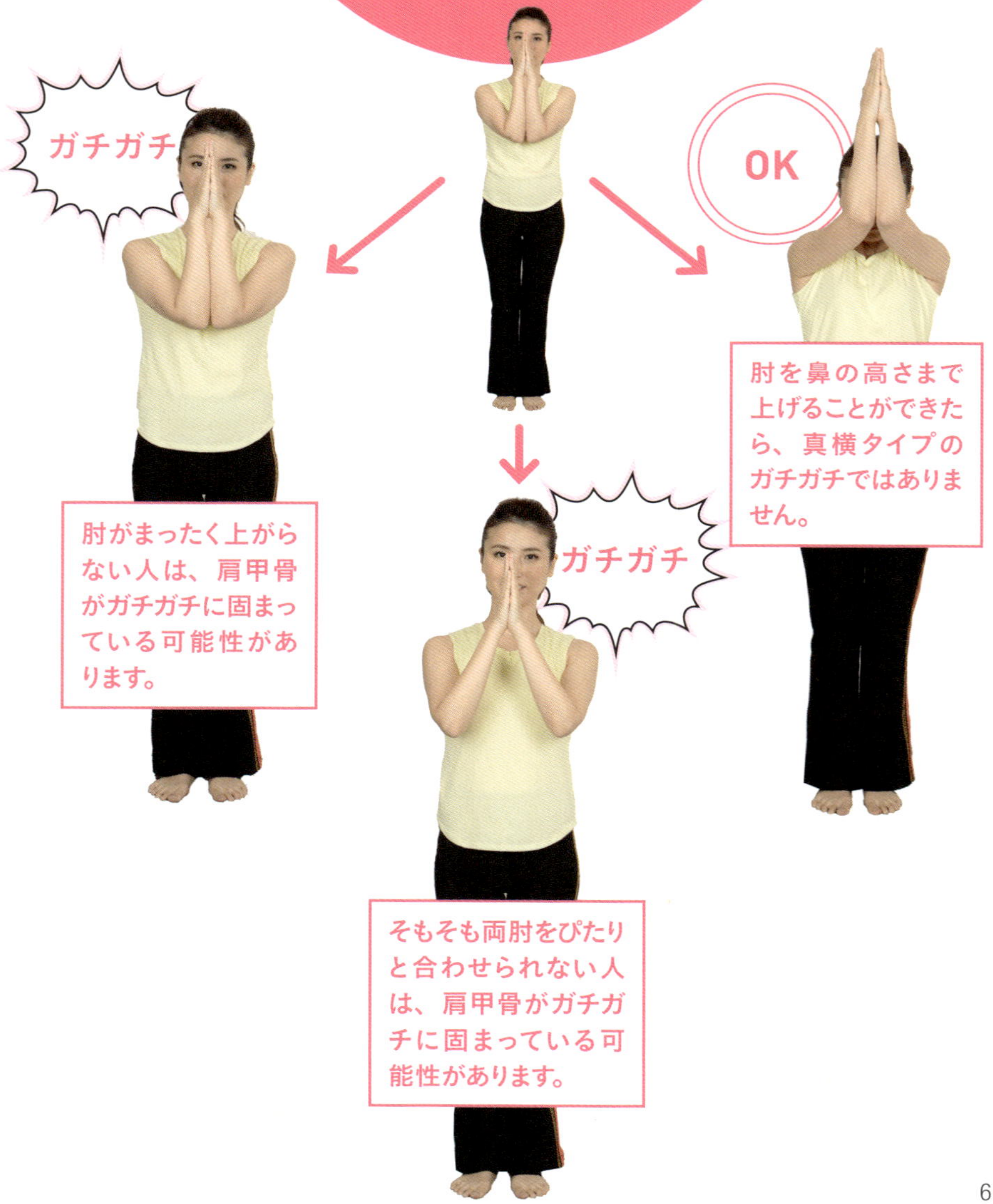
ガチガチ
肘がまったく上がらない人は、肩甲骨がガチガチに固まっている可能性があります。
OK
肘を鼻の高さまで上げることができたら、真横タイプのガチガチではありません。
ガチガチ
そもそも両肘をぴたりと合わせられない人は、肩甲骨がガチガチに固まっている可能性があります。

CHECK 2

あなたは上下傾きタイプ？

ひざ立ちの姿勢で、肩甲骨が上下にずれていないか確認しましょう。

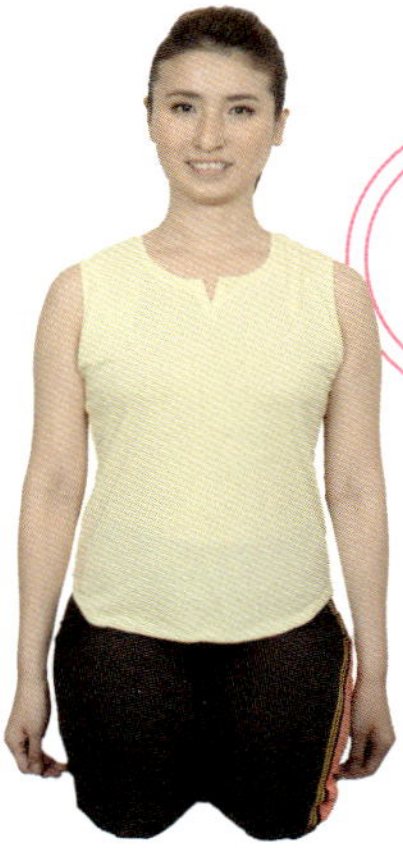

OK

床から手までの距離が同じ。腕を自然に下げたときに、両手の位置が同じ高さになる人は、左右の肩甲骨が正しい位置にあります。

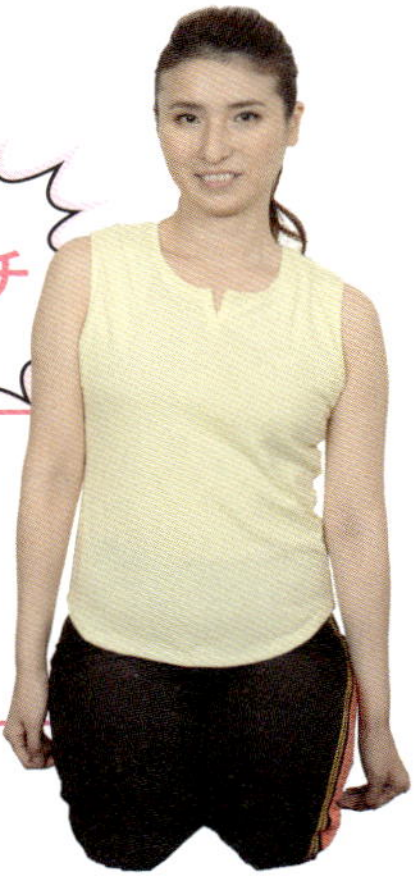

【左手が床に近い】

腕を自然に下げたときに、左手が床に近い人は、左右の肩甲骨が上下にずれて固まっている可能性があります。

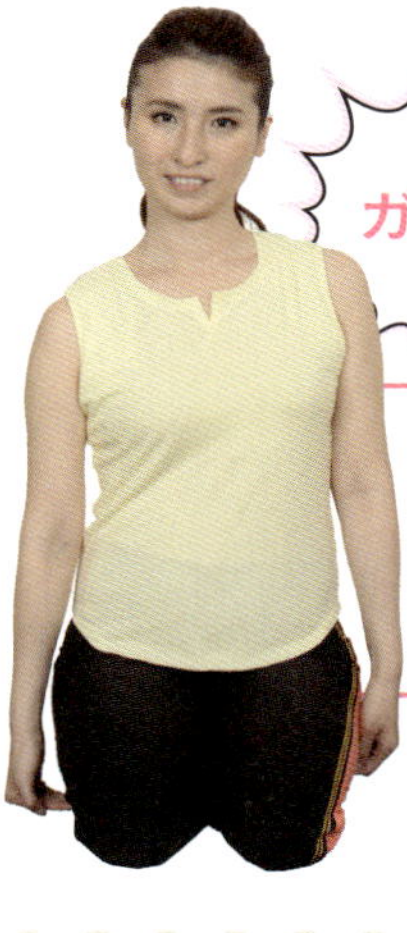

【右手が床に近い】

腕を自然に下げたときに、右手が床に近い人は、左右の肩甲骨が上下にずれて固まっている可能性があります。

CHECK3

あなたは前後傾きタイプ？

床に仰向けに寝て肩甲骨が前後にずれていないか確認しましょう。

OK

【両肩が床につく】
床に仰向けに寝たときに両肩が床につく人は、左右の肩甲骨が正しい位置にあります。

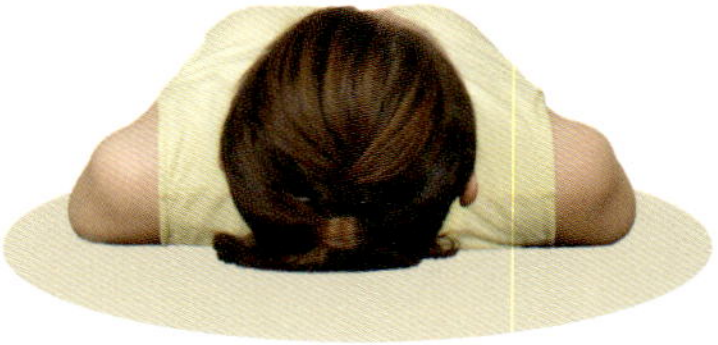

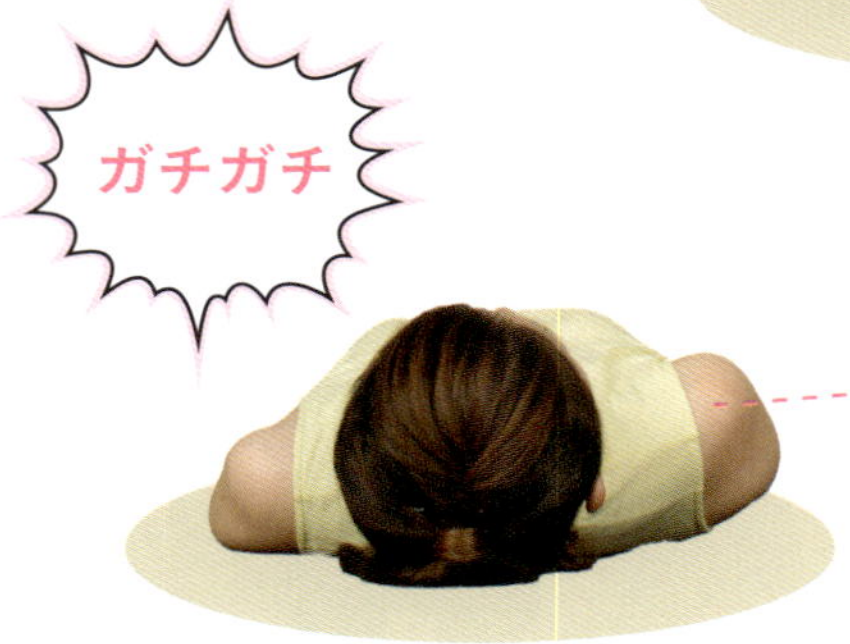

【右肩が床から離れる】
床に仰向けに寝たときに右肩が床から離れる人は、左右の肩甲骨が前後にずれて固まっている可能性があります。

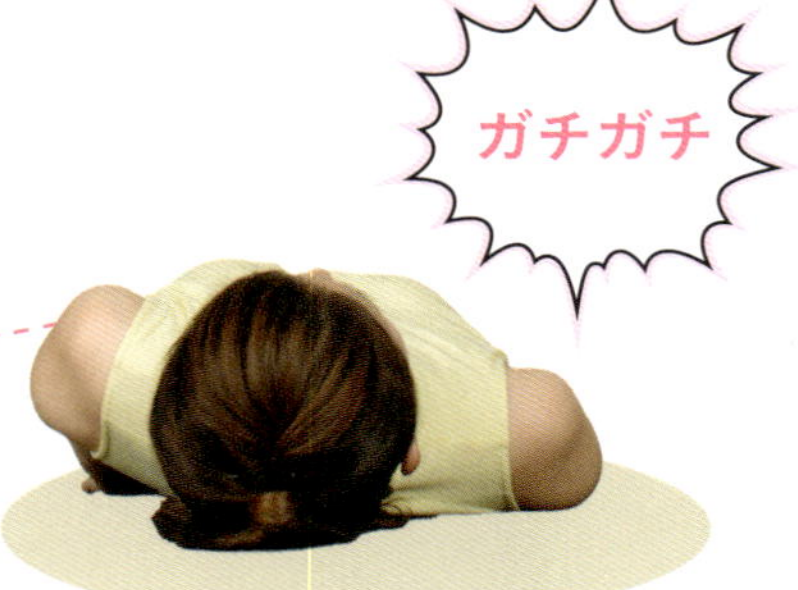

【左肩が床から離れる】
床に仰向けに寝たときに左肩が床から離れる人は、左右の肩甲骨が前後にずれて固まっている可能性があります。

CHECK4

あなたは ハの字タイプ？

腕を上に伸ばして手のひらをくっつけ、肩甲骨がハの字に固まっているか確認しましょう。

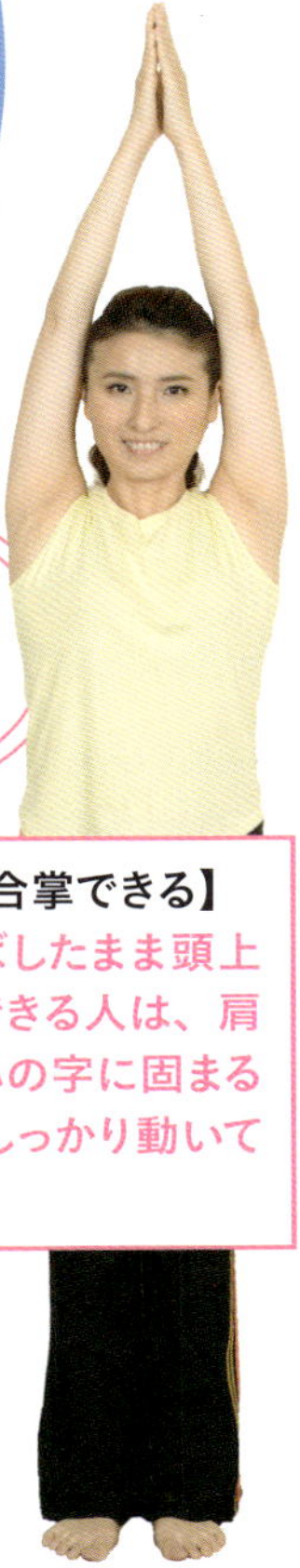

OK

【頭上で合掌できる】

腕を伸ばしたまま頭上で合掌できる人は、肩甲骨がハの字に固まることなくしっかり動いています。

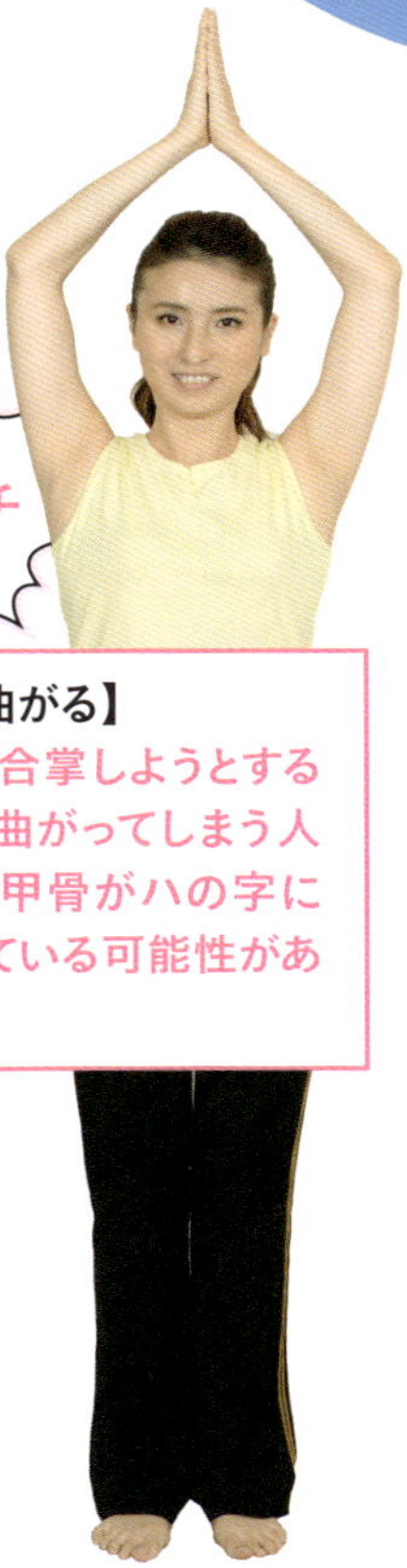

ガチガチ

【肘が曲がる】

頭上で合掌しようとすると肘が曲がってしまう人は、肩甲骨がハの字に固まっている可能性があります。

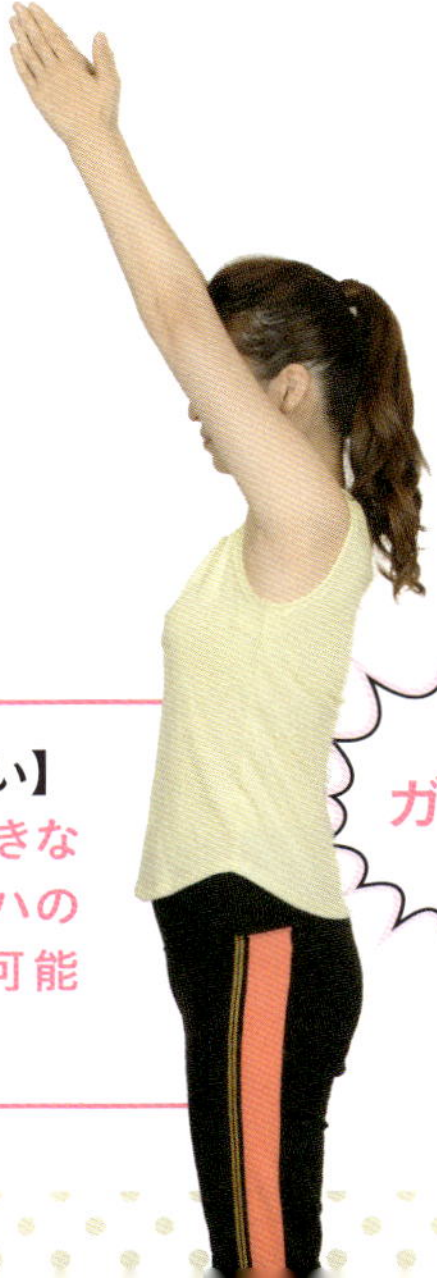

ガチガチ

【頭上で合掌できない】

頭の真上で合掌できない人は、肩甲骨がハの字に固まっている可能性があります。

真横ガチガチを解消するストレッチ

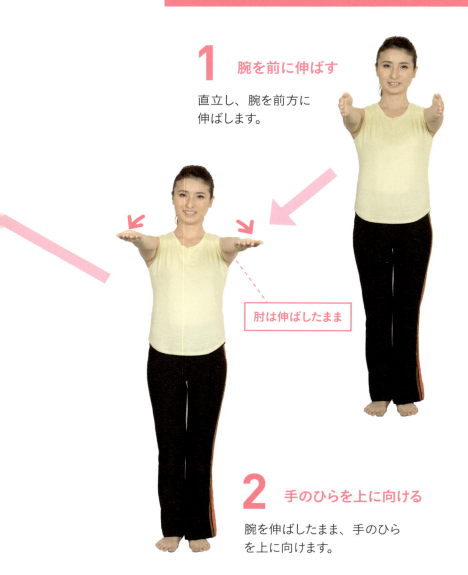

1 腕を前に伸ばす

直立し、腕を前方に伸ばします。

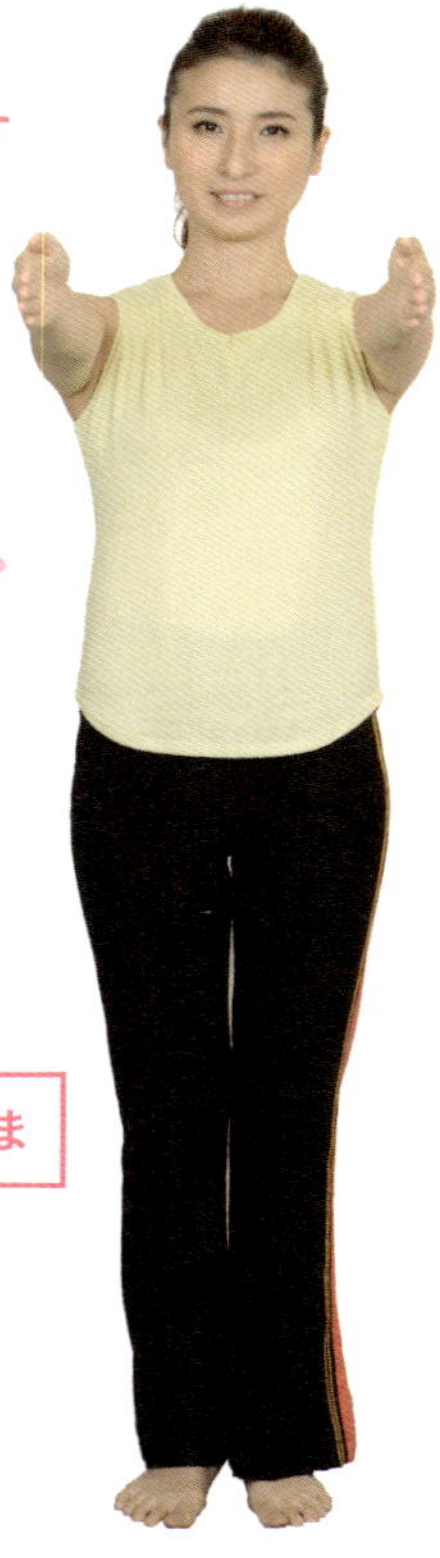

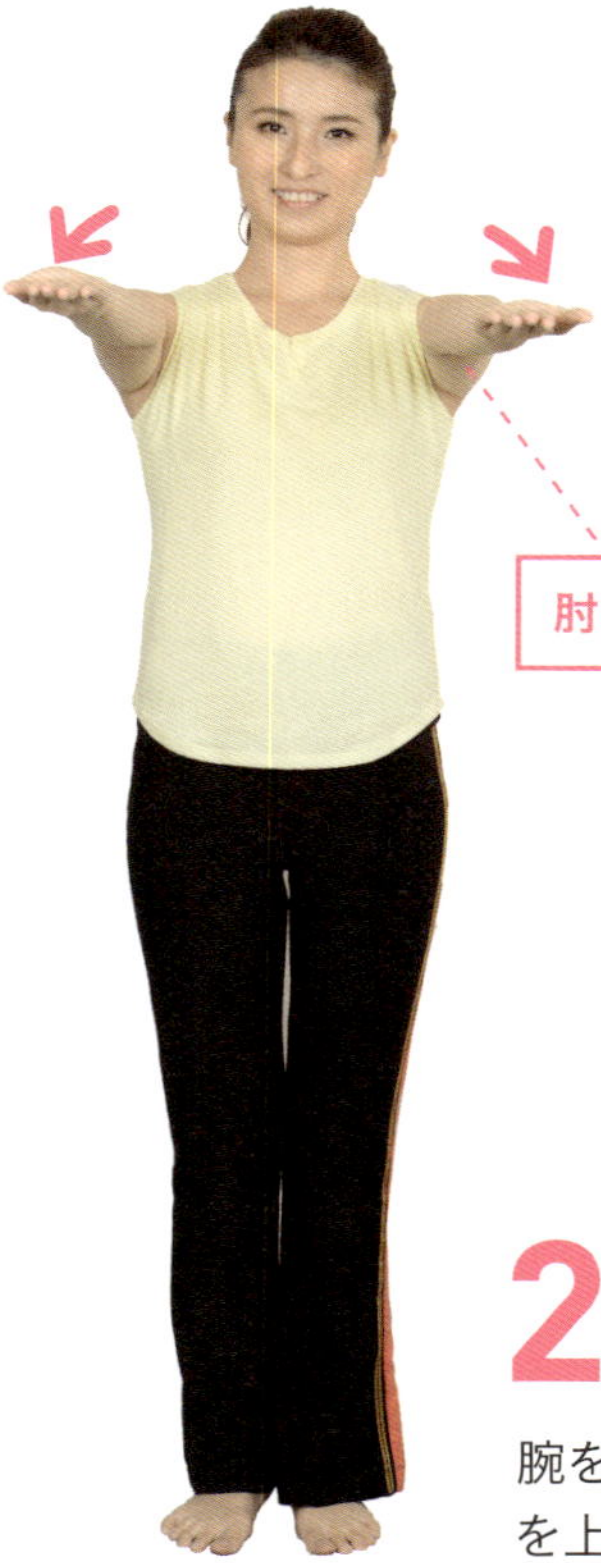

肘は伸ばしたまま

2 手のひらを上に向ける

腕を伸ばしたまま、手のひらを上に向けます。

3 腕を左右に開く

手のひらを上に向けたまま、
腕を左右に開きます。

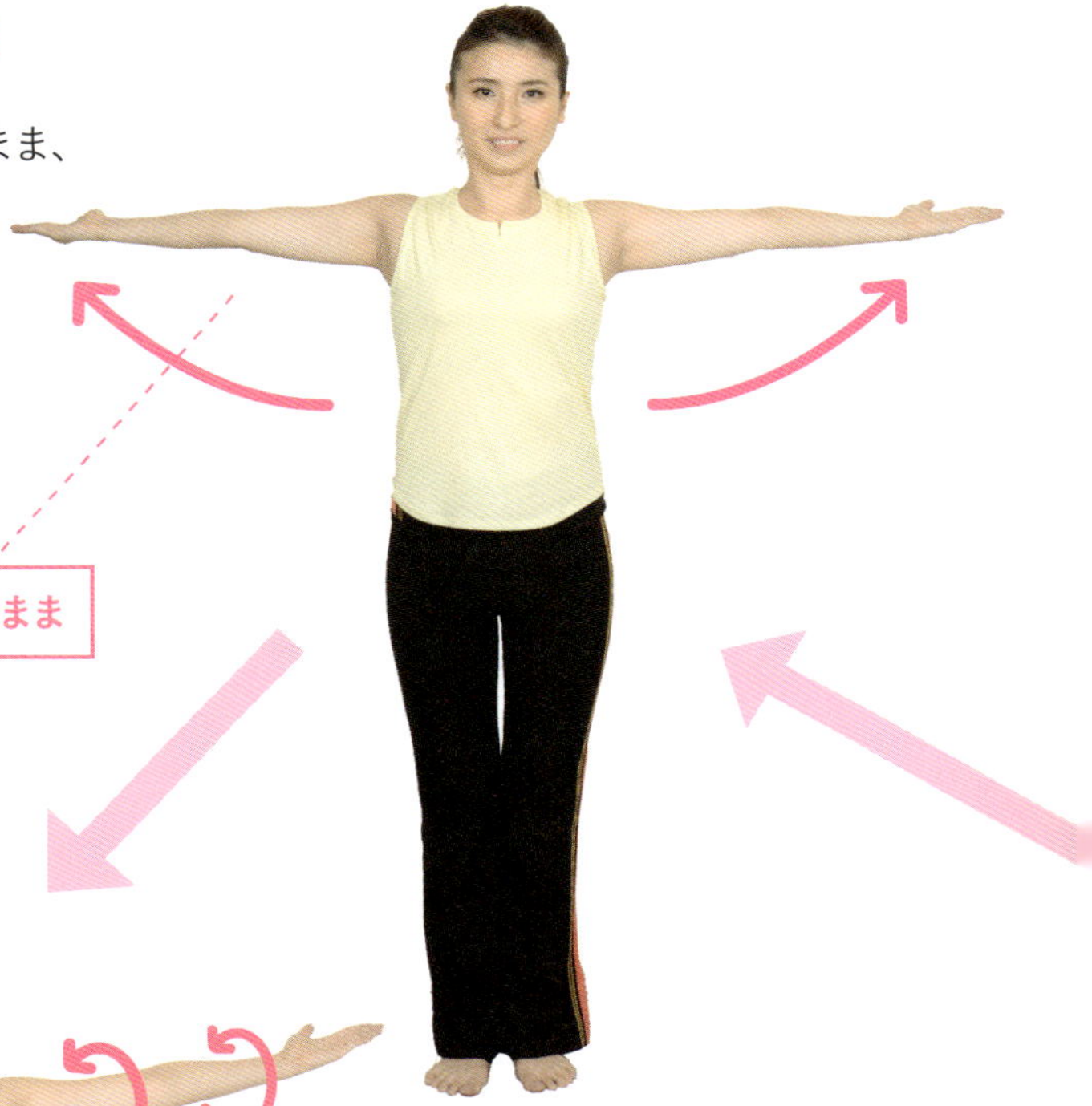

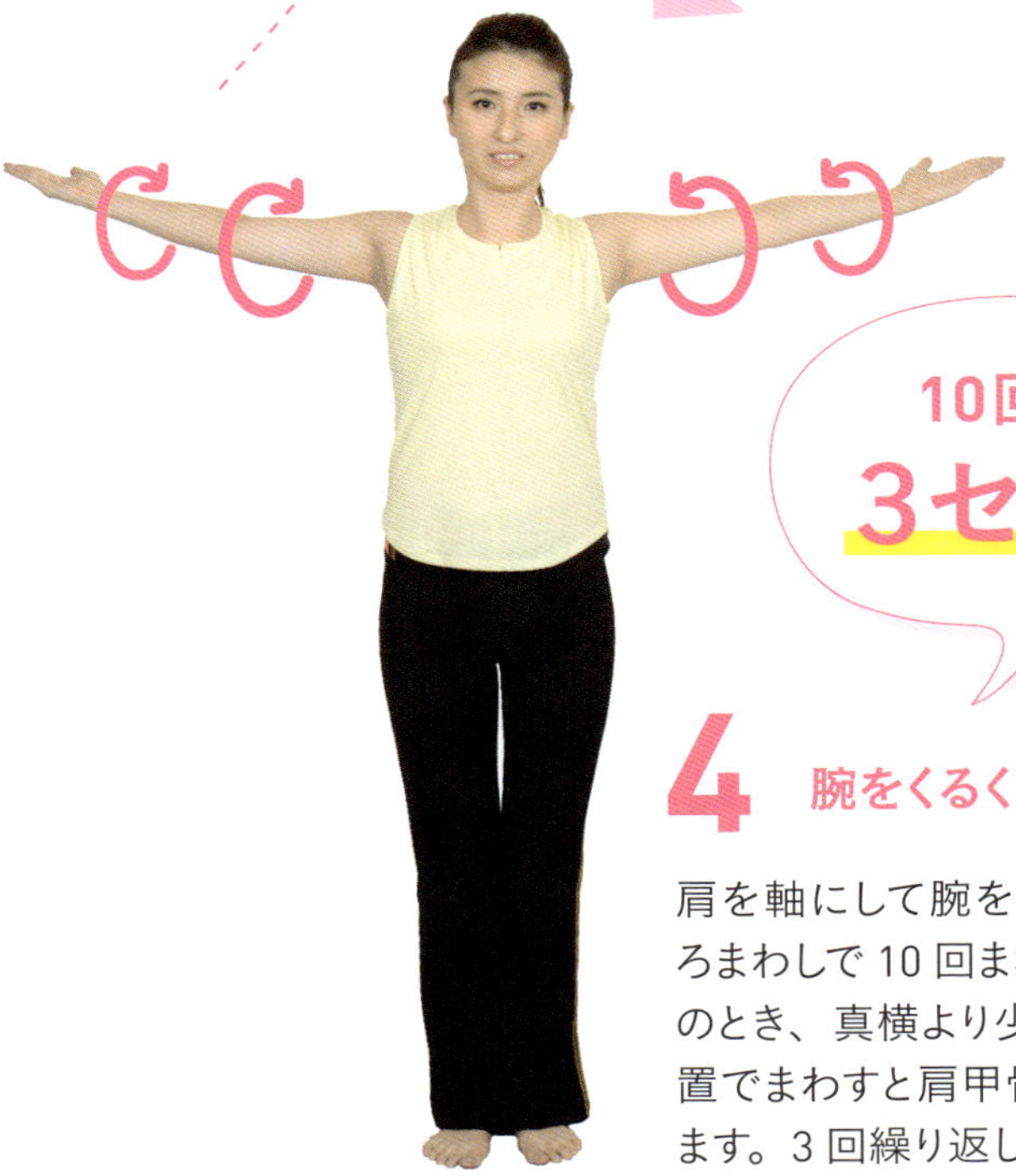

10回×
3セット

4 腕をくるくるまわす

肩を軸にして腕をくるくると後ろまわしで10回まわします。このとき、真横より少し後ろの位置でまわすと肩甲骨がよく動きます。3回繰り返しましょう。

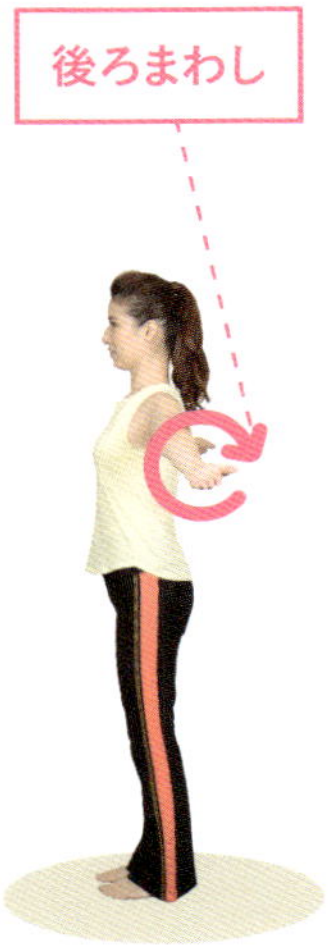

上下傾きを解消するストレッチ

1 右肩を下げてほぐす

右腕が壁側になるように横向きに立ち、上半身を左にねじって背中を壁につけます。壁に背中をつけたまま右肩を下げて5秒キープしたら、元の姿勢に戻します。3回繰り返しましょう。

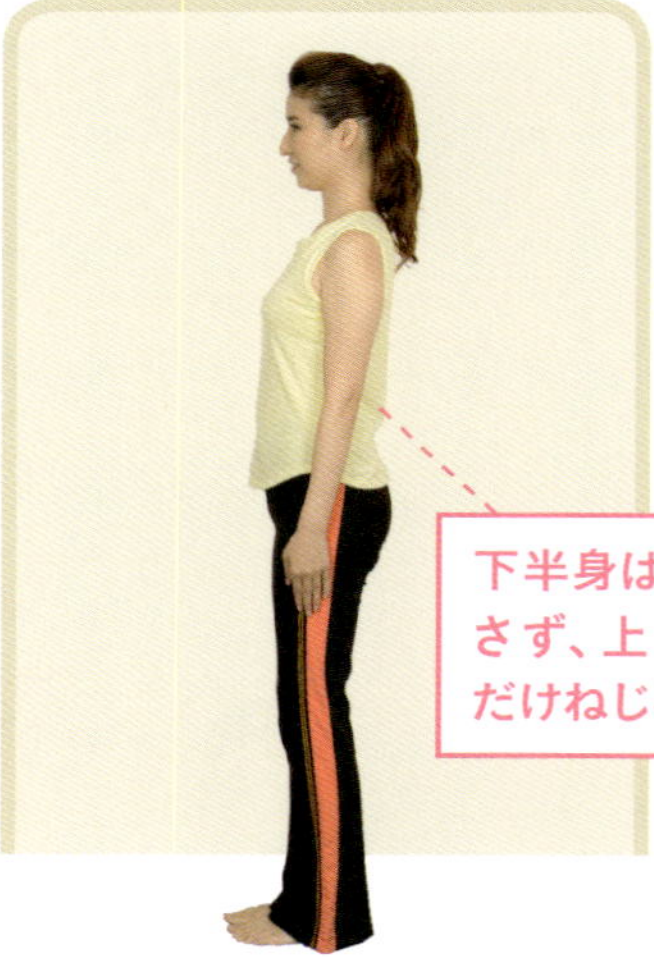

下半身は動かさず、上半身だけねじる

背中は壁から離れないように

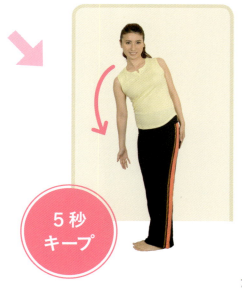

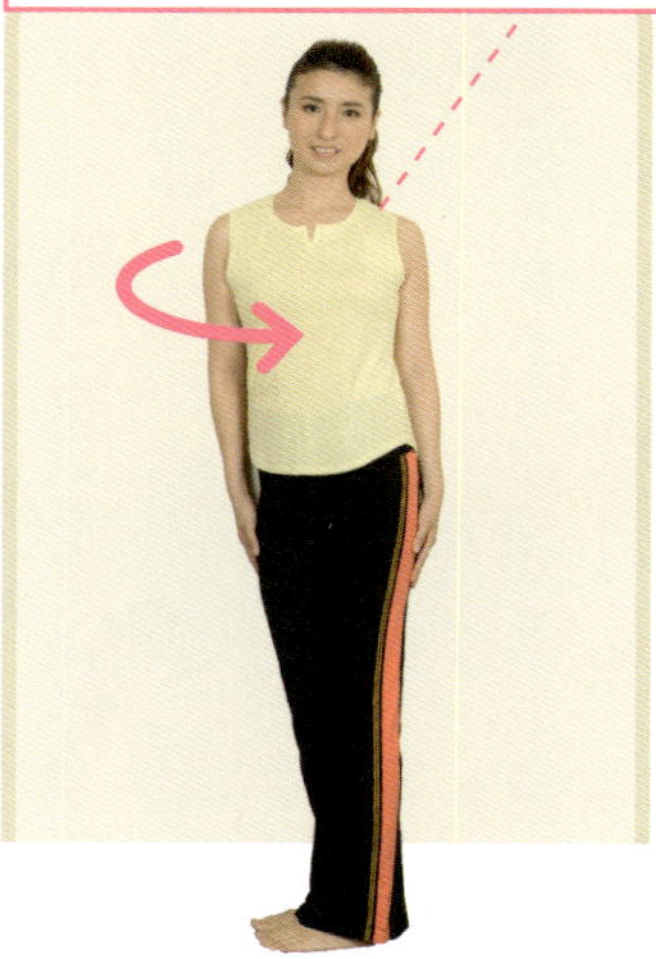

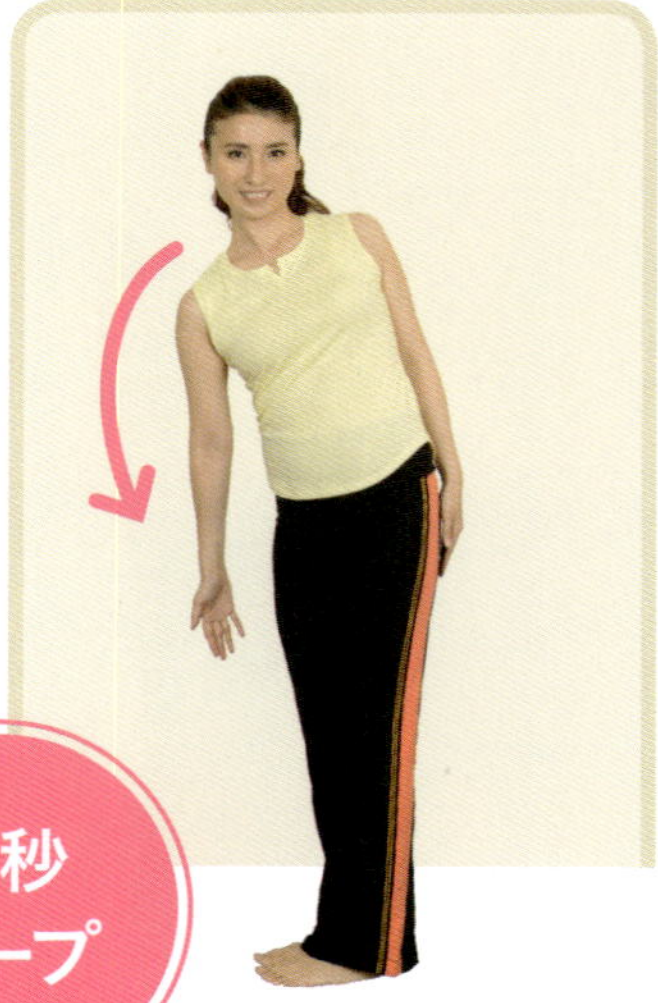

5秒キープ

2 左肩を下げてほぐす

左腕が壁側になるように横向きに立ち、上半身を右にねじって背中を壁につけます。壁に背中をつけたまま左肩を下げて5秒キープしたら、元の姿勢に戻します。3回繰り返しましょう。

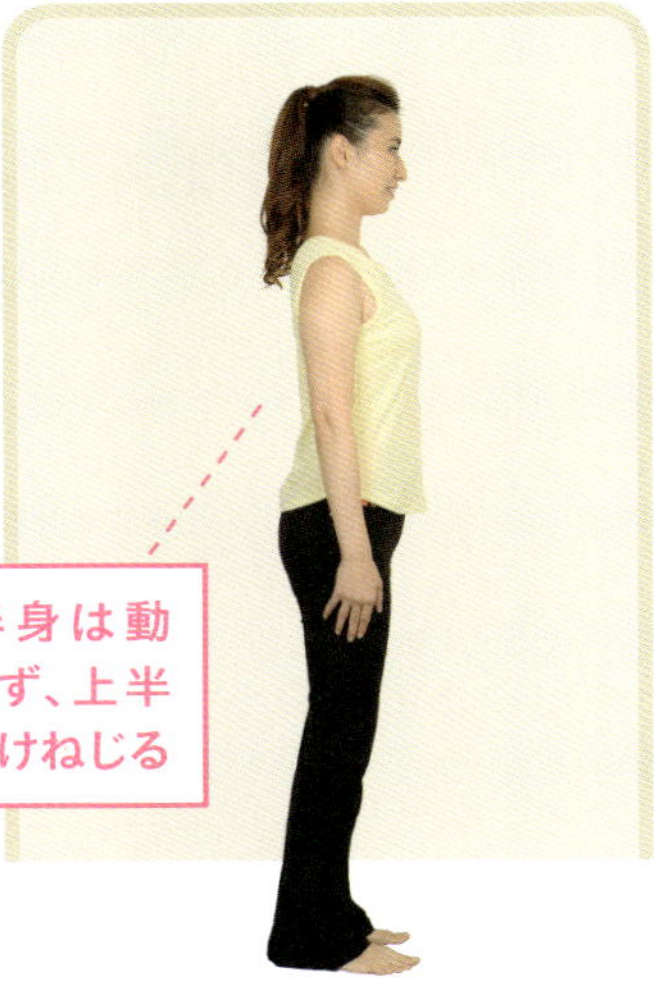

下半身は動かさず、上半身だけねじる

背中は壁から離れないように

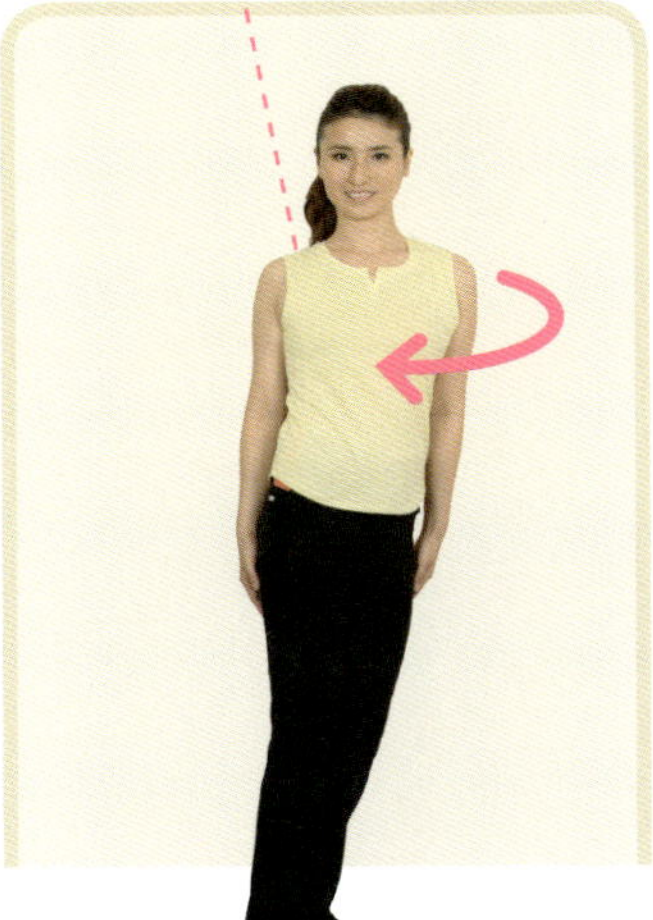

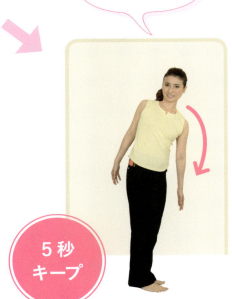

左右
3セット

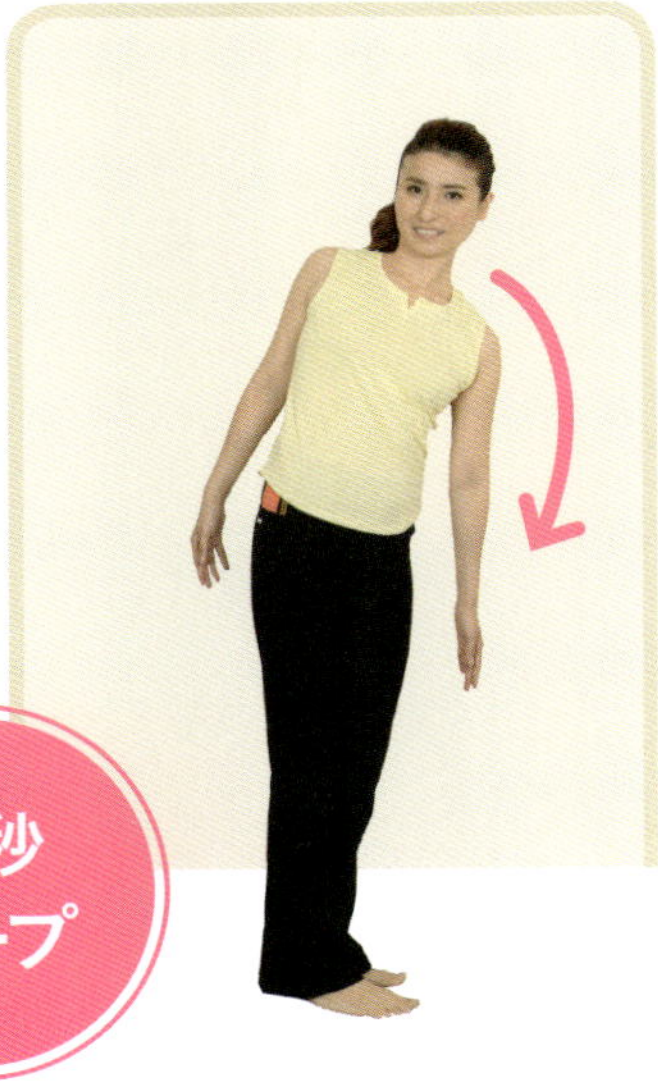

5秒
キープ

前後傾きを解消するストレッチ

1 右の肩甲骨を前後にほぐす

コーナーの正面に立ち、肘を曲げて脇をしめ、手が肩の高さから上にいかない位置に両手のひらをつきます。胸を突き出しながら右手側に体重をかけて10秒キープしたら、元の姿勢に戻します。3回繰り返しましょう。

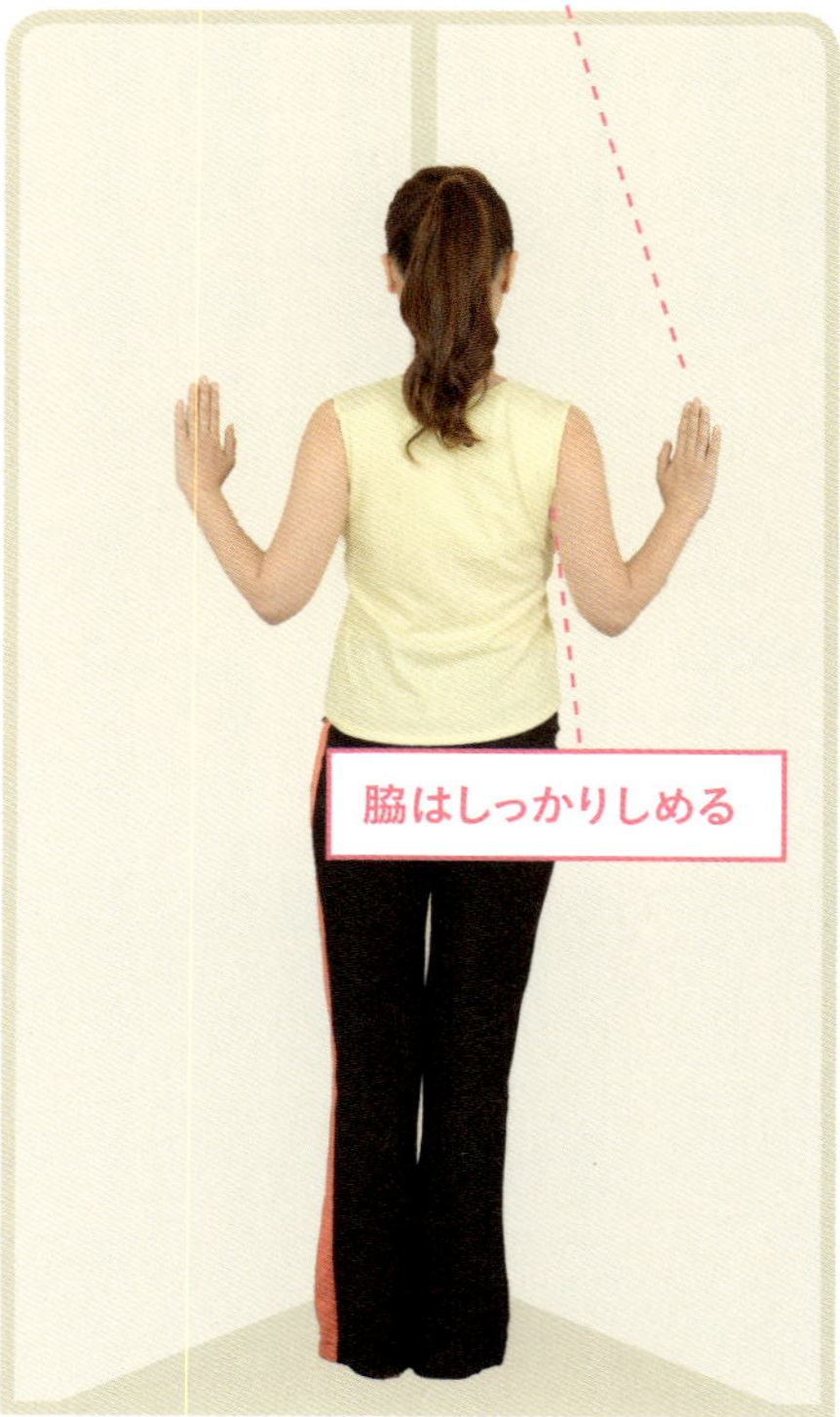
手の位置は肩の高さより下に
脇はしっかりしめる

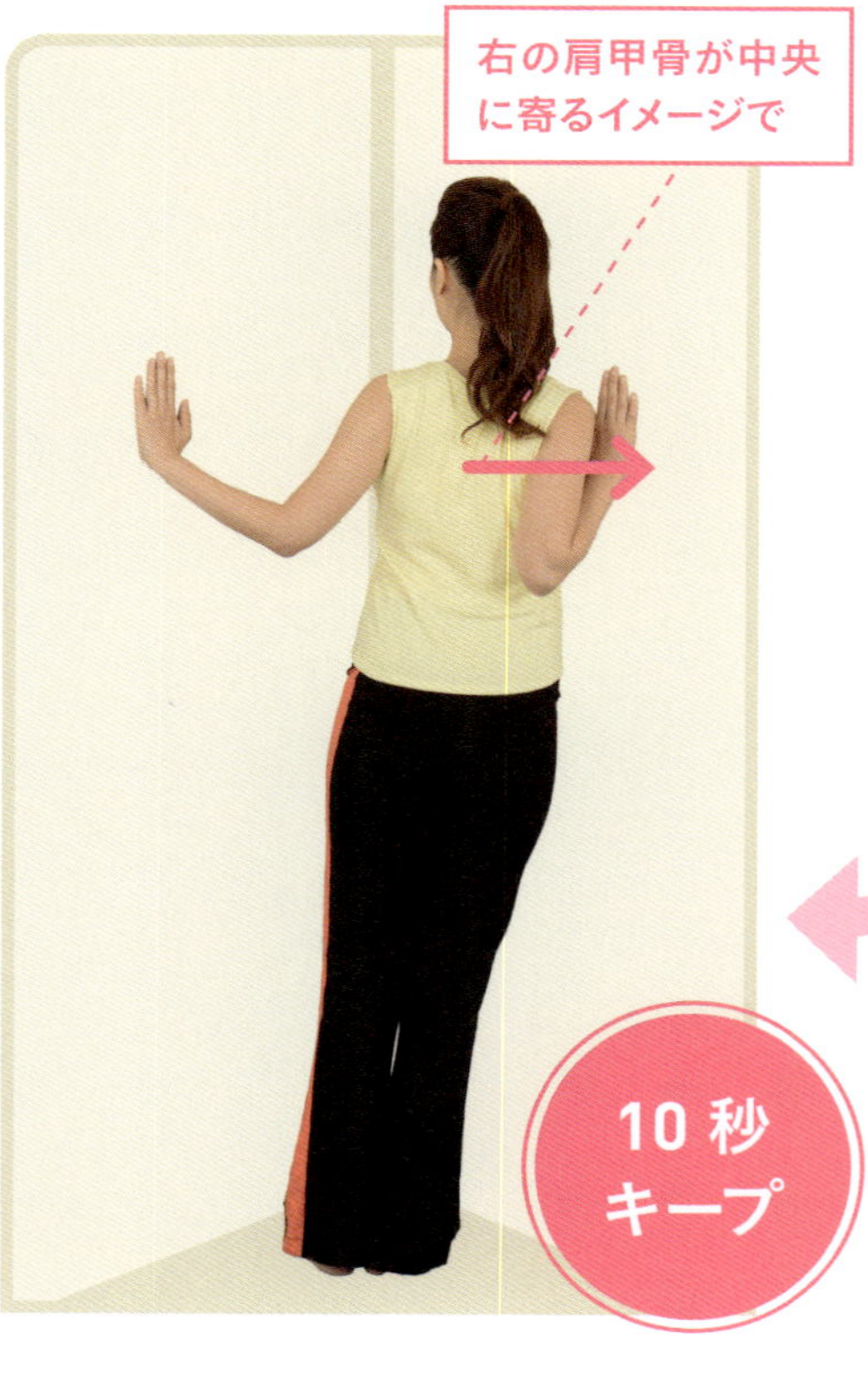
右の肩甲骨が中央に寄るイメージで
10秒
キープ

2 左の肩甲骨を前後にほぐす

コーナーの正面に立ち、肘を曲げて脇をしめ、手が肩の高さから上にいかない位置に両手のひらをつきます。胸を突き出しながら左手側に体重をかけて10秒キープしたら、元の姿勢に戻します。3回繰り返しましょう。

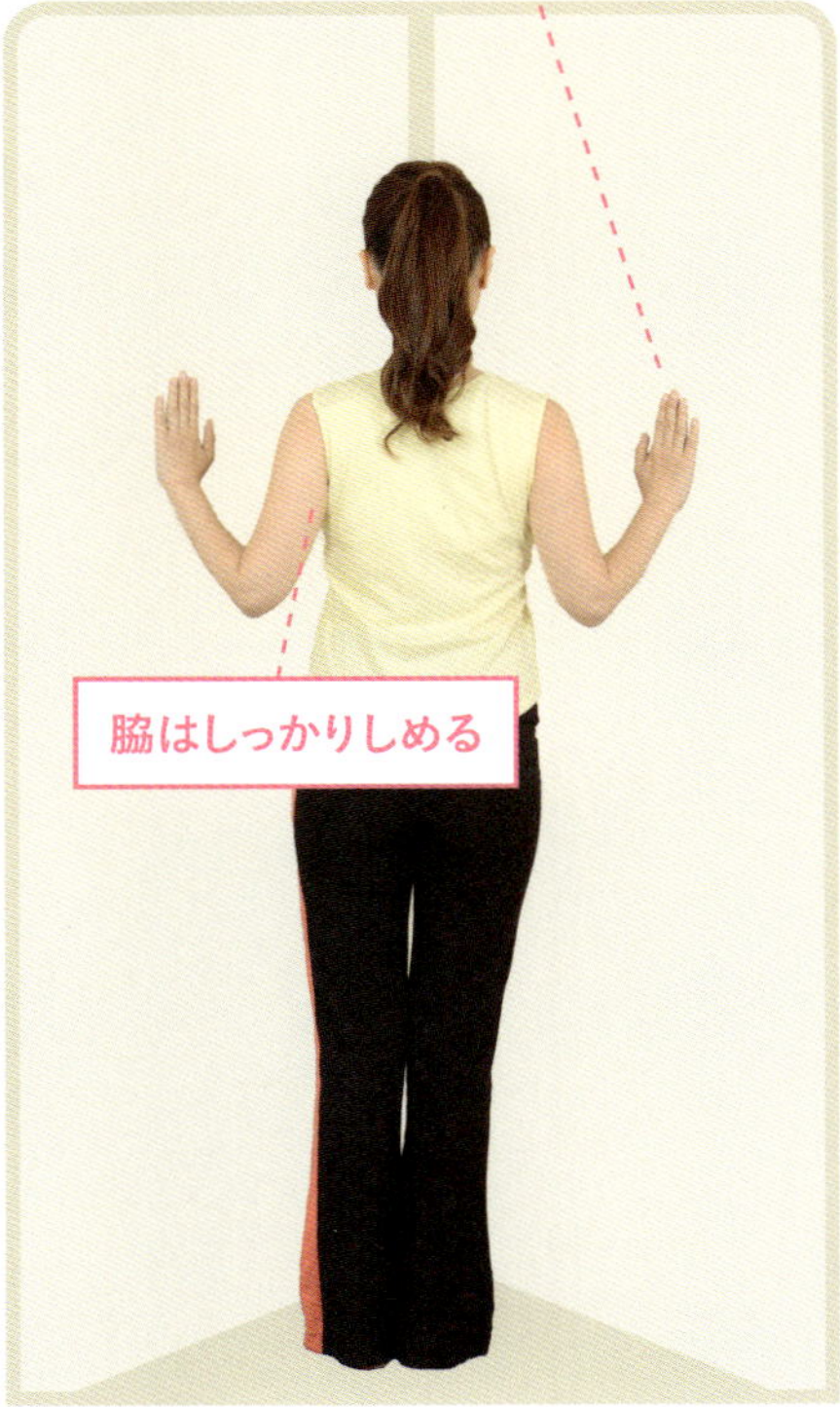
手の位置は肩の高さより下に
脇はしっかりしめる

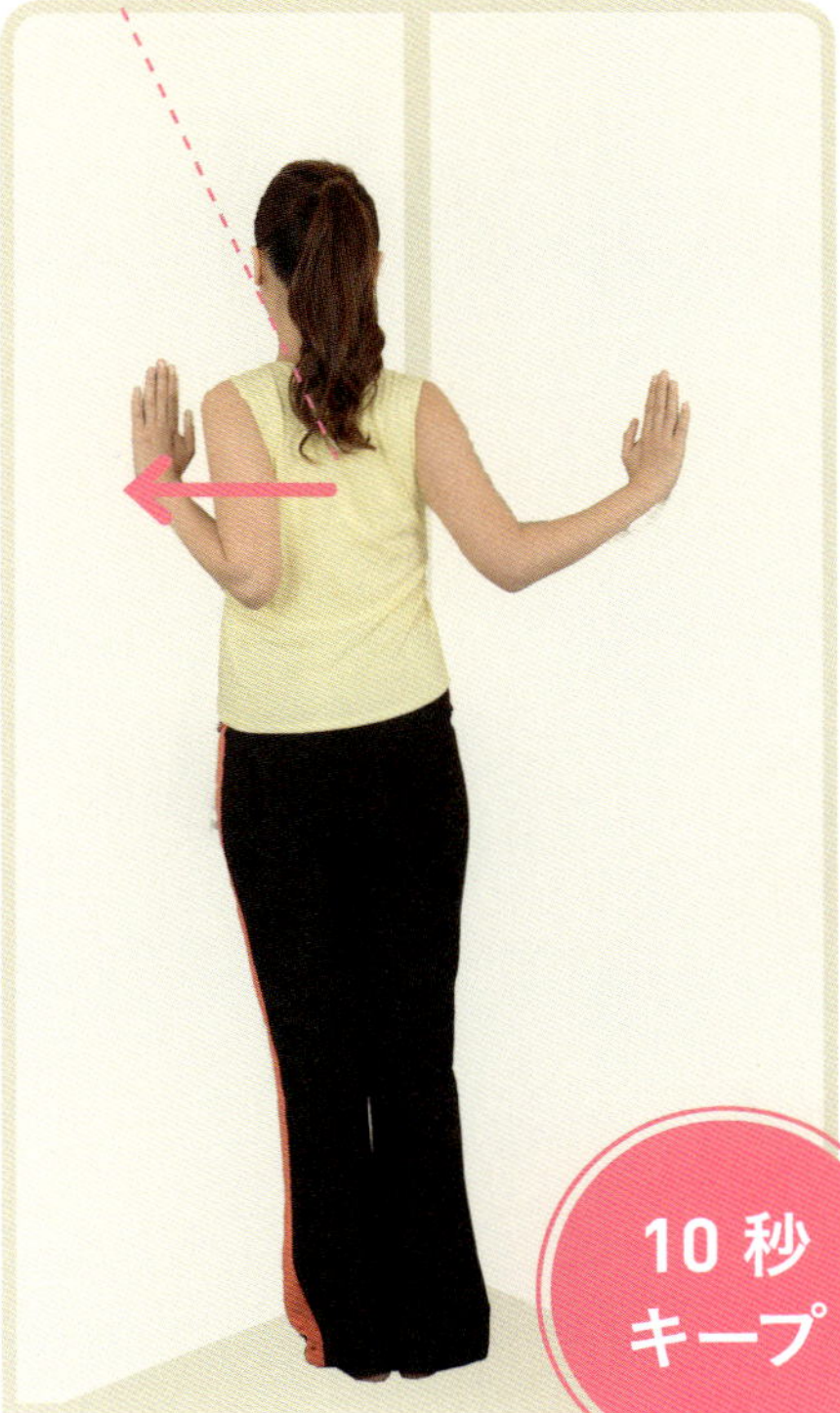
左の肩甲骨が中央に寄るイメージで
10秒
キープ

左右
3セット

ハの字ガチガチを解消するストレッチ

1 手のひらを上にして前にならえ

直立し、肘を曲げ、手のひらを上にして前にならえの姿勢になります。

前にならえ

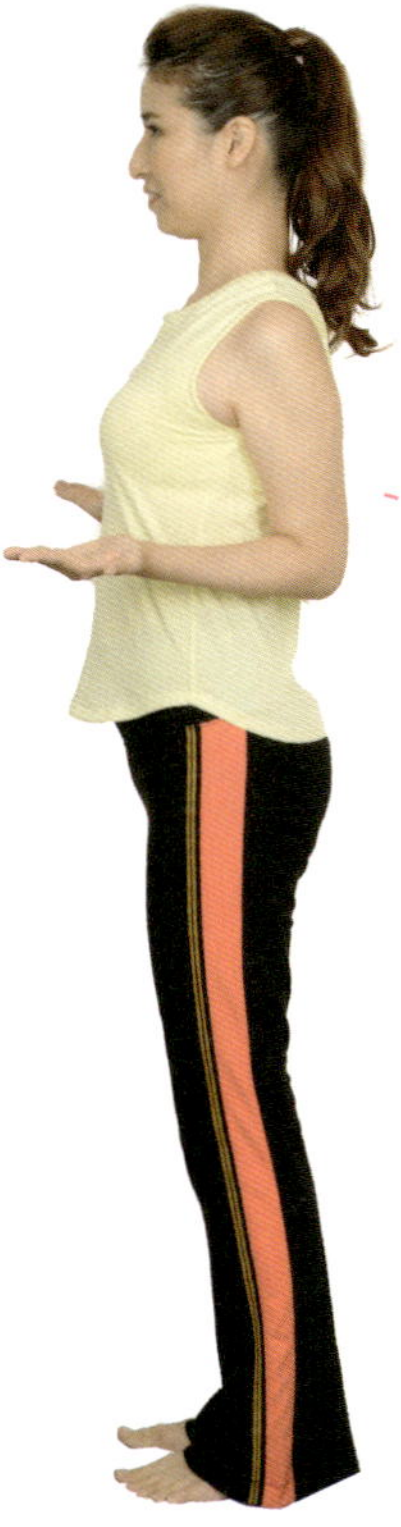
手のひらは上に向けたまま

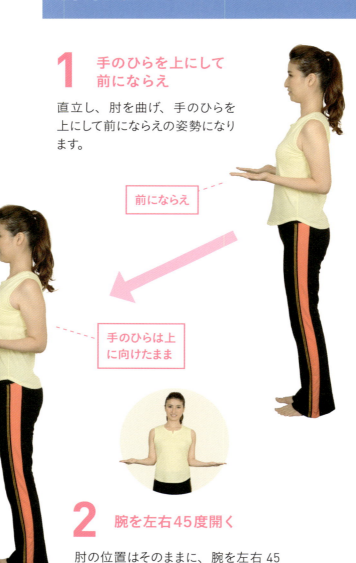

2 腕を左右45度開く

肘の位置はそのままに、腕を左右 45 度に開きます（開かない方は、開くところまでで OK）。

3 腕を後ろに引く

腕を左右に 45 度開いた状態のまま、腕を後ろに引きます。

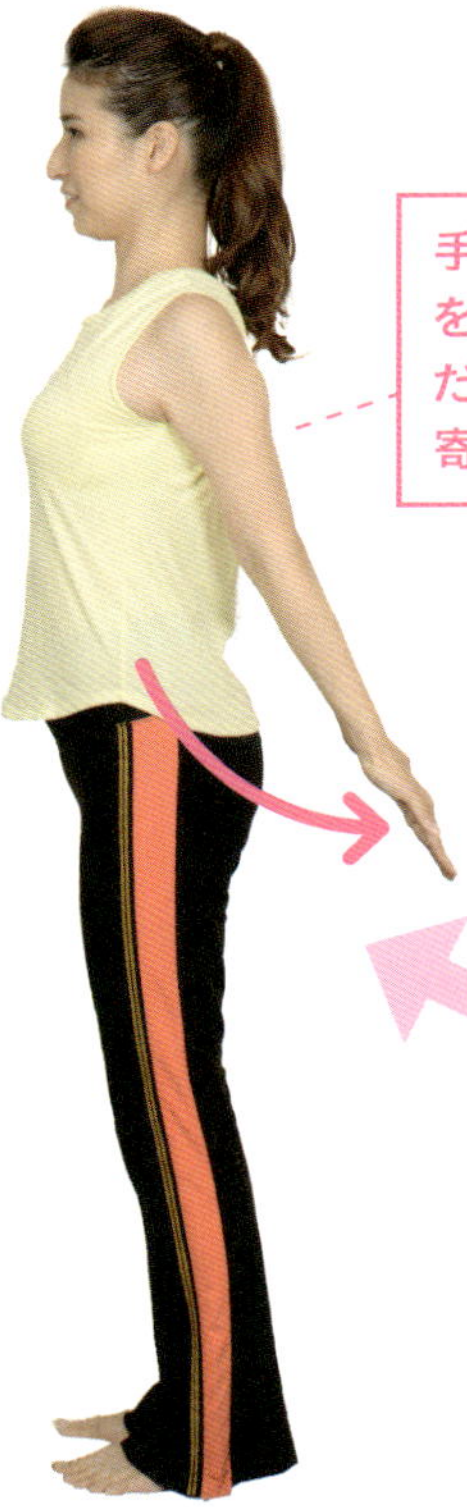

手のひらが前を向いた状態だと肩甲骨が寄る

10回×
3セット

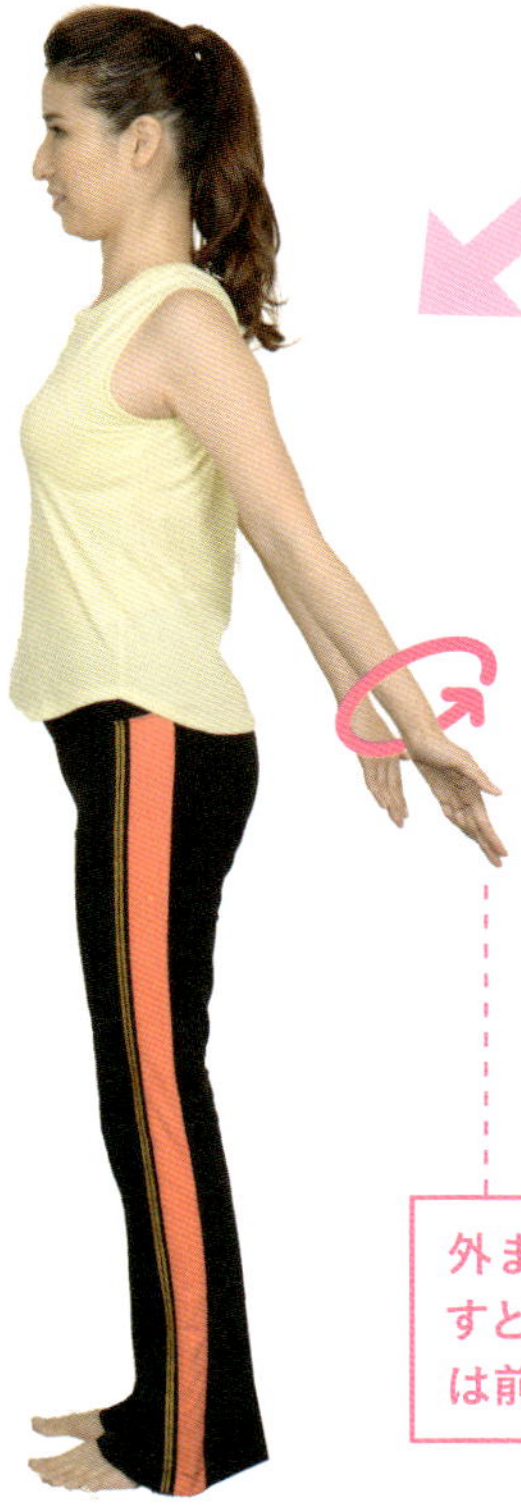

4 腕をくるくるまわす

肩を軸にして腕を小さく外まわしでくるくると 10 回まわします。3回繰り返しましょう。

外まわしで。まわすときも手のひらは前を向いたまま背中ストレッチ3週間プログラムでどうしても背中握手ができなかった方やギューッと握手ができなかった方は、そもそも肩甲骨や肩まわりがガチガチに固まっていたということです。その原因の多くは、それまでの生活習慣と運動不足と考えられます。

そういう方々は、**背中握手ができるようになったからといって以前と同じ生活に戻ると、すぐに硬い肩甲骨に戻ってしまいます**。そうならないためにも、毎日の生活で肩甲骨を動かすように心がけましょう。そして1週間に1回は背中握手ができるかチェックし、背中が硬くなっていると感じたら、背中ストレッチを再開しましょう。そうすることで、やわらかくなった肩甲骨を維持するだけでなく、体のあらゆる不調を遠ざけることになります。

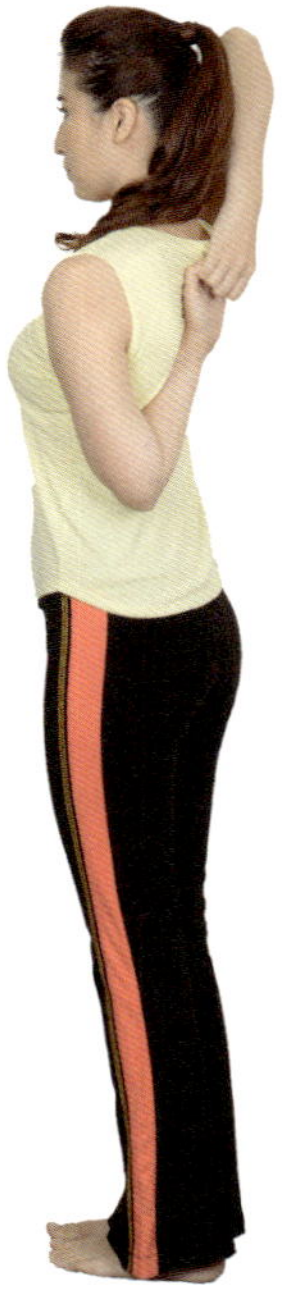

3週間でギュ――ッと。

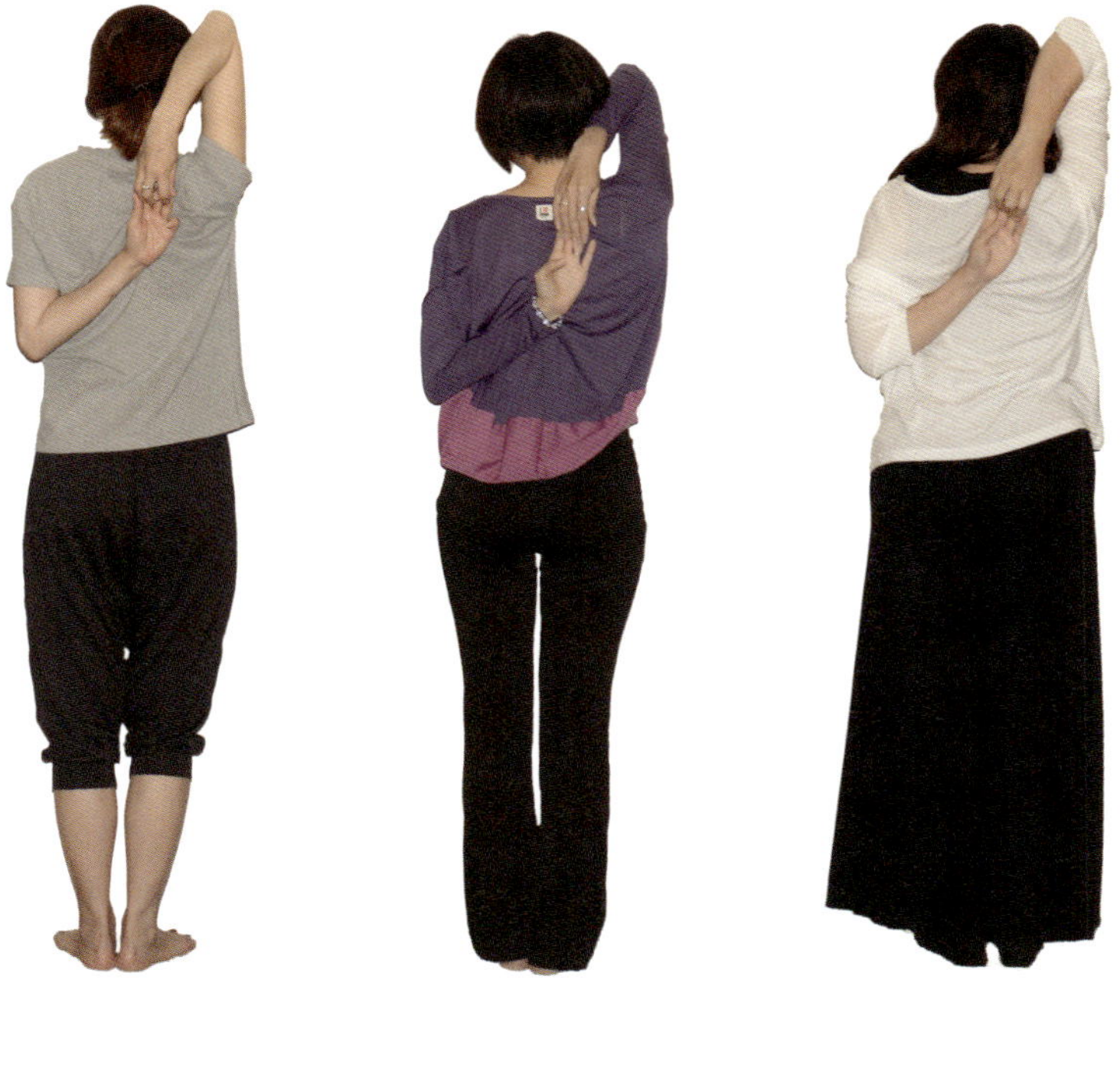

PART 3

背中が硬いと

血流不足で全身が悲鳴をあげる!

背中は使わなければどんどん硬くなる

ここからは、医師の川本徹先生に指導いただきながら、背中や肩甲骨がいかに健康にとって重要かをひも解いていきたいと思います。

背中や肩甲骨が硬くなるのは、老化現象のひとつでもあります。

肩甲骨が硬くなるとは、肩甲骨そのものが硬くなるのではなく、肩甲骨を支える筋肉や肩甲骨と筋肉をつなぐ腱《けん》、それから肩甲骨と鎖骨《さこつ》や肩関節《かたかんせつ》をつなぐ靭帯《じんたい》が硬くなるということです。

肩甲骨まわりが硬くなっているのは、あなただけではありません。運動習慣のない人は、多かれ少なかれ誰でも硬くなっているものです。

なぜなら、ふだんの生活で肩甲骨を意識して使っている人は、ほとんどいないからです。立ったり、歩いたり、振り向いたり、手を上げたりなど、いつもの動作のときに「肩甲骨をよく動かして……」などと考えながら体を動かしている人なんていませんよね。

それだけ、肩甲骨への意識が低いのが私たちなのです。

それに加えて、**肩甲骨を動かさない姿勢を長時間続けているのも私たちの特徴です。**

たとえば、スマートフォン（以下スマホ）。平成30年版の情報通信白書（総務省）によると、スマホの保有率は60・9％。ケータイやPHSを含めたモバイル端末の保有率は84・0％ですから、近い将来、8〜9割の日本人がスマホを保有する可能性があります。

そんなスマホを使っているときの自分を想像してみてください。電車の中でも、自宅でも、待ち合わせのときも、じっと下を向いているはずです。スマホを操作するために頭、首、肩が前に傾くと、その重みを支えるために肩甲骨まわりの筋肉がガチガチにこわばってきます。その姿勢で固まったまま、動かしているのは手先だけ。

デスクワークでパソコンのキーボードを打っているときはどうでしょうか？　やはり、背中は固定したまま。手先だけを使っていることが多いと思います。

スマホにしても、パソコンにしても、背中を固定したほうが手先が安定するのはたしかですが、長時間その姿勢を続ければ肩甲骨は硬くなります。

骨折してギプスで固定された経験のある人はわかりますが、しばらくギプスで固定されていると、関節はガチガチに固まってしまいます。ギプスがとれても、すぐには動かせません。元のように動かすには、関節まわりをゆっくりほぐしていくリハビリが必要になります。

人間の体は、動かさない状態が続くと、「この動きは必要ない」と判断して機能が衰えるようになっています。そのほうがエネルギーを無駄に使わなくてすむからです。それでも、日常生活に困らないように動けてしまうのが人間なのです。

「肩甲骨が硬くても困らない」

誰もが、そう思っていることでしょう。

30歳すぎると肩甲骨の衰えは加速する

肩甲骨に付着している腱や靭帯は、加齢とともに少しずつ硬くなります。また、関節がなめらかに動くように分泌されている滑液《ずいえき》の量も少なくなります。

さらに、肩甲骨を支える筋肉も30歳くらいをピークに少なくなります。とくに大きな筋肉である僧帽筋《そうぼうきん》は、衰えるスピードが速くなります。

「背中ストレッチ」で肩甲骨まわりをほぐさないまま放っておくと、腱や靭帯は硬くなり、筋肉も衰え、肩甲骨はどんどん硬くなります。

逆に、肩甲骨をよく使っていれば、腱や靭帯の老化を防ぎ、筋力の衰えをゆるやかにすることができるのです。筋肉に限っていえば、90歳を超えても、筋力トレーニングによって筋力が向上することがわかっています。

この時点でもまだ、「肩甲骨が硬いと言われてもねえ……」という方がほとんどでしょう。

しかし、**肩甲骨が硬い人は、日常動作に肩甲骨まわりの筋肉をあまり使っていないということです。もう少し正しく言うと、肩甲骨まわりの筋肉をバ**

ランスよく使っていないということです。

私たちの体には約６００の筋肉と約２６０の関節がありますが、それぞれに役割があります。肩甲骨も肩甲骨のまわりの筋肉もそうです。硬くなった筋肉の代わりに、ほかの筋肉を使って動けば、体を動かすたびに負担がかかります。当然、無理強いするとやがて悲鳴を上げることになります。

あなたの体の痛みや不調は、もしかすると肩甲骨が硬いのが原因かもしれません。

背中は上半身の血流の最重要ポイント

肩甲骨まわりの筋肉が硬くなると、血流が悪くなります。

筋肉には体のあらゆる器官を動かしたり、体温をつくったりする重要なはたらきがありますが、血液の循環をサポートするのも重要なはたらきのひとつです。

私たちの体を維持するために栄養や酸素などを運ぶ血液は、心臓から全身に送り出されています。しかし、全身にくまなく行き渡らせるには、心臓の力だけでは困難。そこで、滞《とどこお》りなく血液が流れるように手助けしているのが筋肉です。

それが、筋肉のポンプ作用といわれるものです。**筋肉が収縮することによって血管を圧迫したり、ゆるめたりしながら、血液の流れをスムーズにしています。**

あなたは、「ふくらはぎは第2の心臓」という言葉を聞いたことがありますか？　これは、下半身に流れてきた血液を重力に逆らって上半身に戻すために、ふくらはぎの筋肉が重要な役割を担っているからです。

上半身の血流サポートを担っているのが、肩甲骨まわりの筋肉群です。第1章で紹介したように、肩甲骨を支える筋肉は主な筋肉だけで5つ。細かいものを含めると18種類の筋肉があります。

つまり、肩甲骨が硬くなるということは、それだけ血液の流れが悪くなるということなのです。

血流が悪くなって栄養や酸素の供給が少なくなったり、遅れたりすると、それを待っている臓器や器官の動きは鈍《にぶ》くなります。筋肉のポンプ作用はふくらはぎだけでなく、筋肉自体がポンプの役割をするので、肩甲骨まわりの筋肉は内臓や脳にも近いだけに、血流が悪くなると体のあちこちの不調につながる可能性が出てくるのです。

頭がすっきりしないのも、頭痛が続くのも、自律神経が乱れてくるのも、小さなことでイライラするのも、もしかすると、肩甲骨がガチガチに硬くなっ

ていることが原因かもしれないのです。

血流が悪いと老廃物がどんどん溜まる

血液には、栄養や酸素を全身のあらゆる器官に運ぶ一方、体に不要となった老廃物を運ぶ役割もあります。要するに、**肩甲骨まわりの筋肉が硬くなると、栄養や酸素が運ばれないだけでなく、老廃物が排出されず、体にどんどん溜まっていくことになる**のです。

体に老廃物が溜まると、さまざまな悪影響を及ぼします。腸内環境が乱れて免疫力が落ちたり、便秘になったり、しわやしみなど肌のトラブルになったり、水分がうまく排出されずむくみの原因になったり、新陳代謝が滞って老化を促進させたり、疲労物質が溜まって痛みの原因になったり、疲れがとれなかったり、代謝が悪くなって太りやすい体になったりなど、老廃物が溜まれば溜まるほど、その症状がどんどん悪化することになります。

筋肉のバランスを崩す、その姿勢が危ない！

デスクワークの人や長時間パソコンを使っている人は、前かがみの姿勢で知らず知らずのうちに背中が丸まっている状態で長時間座っています。スマホが手放せない人は、電車の中でも、自宅でも、待ち合わせしているときも軽く首を傾けて下を向いた状態が長く続きます。

この**背中が丸まった前傾姿勢のまま肩甲骨が固まり、肩が内側に入ってしまうのが、いわゆる猫背。原因は諸説ありますが、猫背の状態で肩甲骨が硬**

くなると、体にとってデメリットばかり。

まず、**肩甲骨まわりの筋肉の使い方のバランスが悪くなります。**本来、頭は背骨の真上に載り、体重の約10%といわれる重量を背骨のS字カーブがクッションとなり支えています。しかし、それが少し前方に傾くわけですから、首の後ろから背中にかけての筋肉は余計に頑張らないといけなくなります。

支えとなる部分に大きな負担がかかり過ぎても筋肉は硬くなり、やがて痛みを発症することになります。それが、しつこい肩こりや肩の痛みの原因でもあります。

また、腕を上げるときに、肩甲骨まわりの筋肉をうまく使えなくなると、肩だけで動かそうとするため肩関節に負担がかかり、四十肩、五十肩につながることもあります。

使うべき筋肉を使わないと、ほかの場所に負担がかかることになるのです。

背中が硬い人は呼吸まで浅くなる

猫背の状態で肩甲骨が硬くなると、呼吸が浅くなります。

これまで多くの方々の施術をしてきましたが、肩甲骨まわりの筋肉が硬くなっている人はたいへん多く、呼吸を観察していると背中がほとんど動かず、とても浅くなっているのを目の当たりにしてきました。また、肩甲骨まわりがゆるんで深い呼吸ができるようになって、はじめて呼吸が浅かったと気づかれる人もいらっしゃいます。

呼吸は、肋骨の下にあるドーム状の筋肉の膜である横隔膜《おうかくまく》が上下に動くことで、肺に空気を吸い込み、肺から空気を押し出しています。

この動きに関連するのが、肩甲骨と肋骨につながっている筋肉です。この筋肉がよく動くと、横隔膜を大きく使った深い呼吸になります。逆に硬くなって動かなくなると、横隔膜の動きが小さくなり、浅い呼吸になってしまうのです。

さらに猫背は胸の前側を圧迫する姿勢のため、横隔膜の動きを制限することになります。横隔膜が大きく動けないと、深い呼吸をすることはできません。

浅い呼吸になると、当然ながら、一度に吸い込む酸素量が少なくなります。そのため、猫背のまま呼吸を続けると、軽い酸欠状態になることもあるといいます。また、小さな動きでの呼吸が続くと心肺機能の低下につながることもあります。

深い呼吸には、気持ちを落ち着かせる、ストレスを解消する、血行を良くする、不調を改善するなど、心身の健康に効用があるといわれます。

また、**深い呼吸には自律神経を整える効果もあります。**

自律神経とは、呼吸や心臓の活動、体温調節など、自分の意思とは関係なく、生命維持のためにはたらく神経で、活発に動いているときに優位になる交感神経と、リラックスしているときに優位になる副交感神経があります。生命活動を司る神経だけに、交感神経と副交感神経のバランスが崩れると、さまざまな不調につながります。

この自律神経を唯一コントロールできるのが呼吸です。深い呼吸によって、活発になり過ぎている交感神経を鎮《しず》め、副交感神経を優位にし、心を落ち着かせることができます。

肩甲骨が硬くなると、こうした呼吸による健康効果を得られないことになります。

また、肩甲骨まわりの筋肉が硬くなって緊張状態が続いて痛みやこりをともなうようになると、交感神経を刺激し、血管が収縮し血流が悪くなります。筋肉が硬くなってスムーズさがなくなっている血流が、さらに悪くなるということです。ガチガチになっている肩甲骨を放っておくと、この悪循環から抜けられなくなってしまいます。

背中の筋膜の癒着にはご用心！

肩甲骨まわりが硬くなる姿勢は、背中を丸めるパソコンやスマホばかりではありません。頬杖《ほおづえ》をついて座ったり、座るときに足を組むくせがあったり、重い荷物をいつも同じ側で持ったり、立つときにいつもどちらかに体重をかけていたりなど、立つ、座るだけでも、人それぞれにくせがあります。

そうしたくせが肩甲骨を悪い状態で固め、肩甲骨まわりの筋肉を硬くすることになります。あなたにも、思い当たるくせはありませんか？

そうした**肩甲骨が硬くなる悪い姿勢は、肩甲骨まわりの筋膜《きんまく》をゆがめたり、癒着《ゆちゃく》させたりして、さらに肩甲骨まわりの筋肉を硬くすることになります。**

筋膜とは、筋肉を覆っている薄い膜で、筋肉だけでなく、骨、内臓、血管、神経など、体を構成するほとんどを包んでいます。私たちの体は、皮膚の下に薄いウェットスーツを着ているようなものなのです。

ウェットスーツは、非対称な姿勢をとったり、動作をしたり、同じ姿勢をとり続けると、しわが寄ったり、よじれたりします。短時間の姿勢や動作なら元の姿勢に戻せばしわやよじれは戻りますが、何度も繰り返したり、長時間続けていると、姿勢を戻したときに戻らなくなります。

筋膜も同じです。非対称な姿勢を繰り返したり、同じ姿勢をとり続けると、しわやよじれはそのまま。さらにやっかいなことに、筋膜の場合は、しわがよったまま、よじれたままで筋肉と癒着してしまうのです。そうなると、癒着部分を起点に筋膜が引っ張られ、筋肉の動きが制限されます。

筋肉の動きが悪くなると、肩甲肉が硬くなったときと同じように血流が悪くなります。老廃物や疲労物質も排出されなくなります。肩甲骨まわりの筋肉や、その筋肉と連動する筋肉の筋膜が癒着して動きが悪くなると、肩甲骨の動きも制限され、さらに硬くなります。

肩甲骨を意識して動かしている人は多くないと思いますが、肩甲骨が硬くなると血流が滞り、体のあちこちに痛みや不調があらわれます。**「肩甲骨が硬い」というのは、実は体のどこかが悪くなる前兆なのです。**もしかすると、すでにあらわれている症状の原因かもしれません。

PART 4

背中握手ができれば、

これだけの不調が改善する!

CHECK

背中握手で肩こり知らず

男女別有訴者《ゆうそしゃ》ランキングで、男性2位、女性1位。

厚生労働省の国民生活基礎調査（平成28年）による「肩こり」の順位です。**日本人の国民病ともいえる肩こりには、中高年や高齢者だけでなく、10代、20代の若者たちも悩まされています**。

ところが、その改善策といえば、肩をこぶしでトントン叩くか、手のひらでマッサージするか、大きく背伸びをするか、……。筋肉が多少ほぐれて、少しだけ症状が軽くなりますが、あくまでも一時しのぎ。肩がこる原因を解決していないのですから、しばらくすると、また肩がこってきます。

肩こりがやっかいなのは、何度もこりの症状が出るようになるとストレスになり、同じ症状でも強く感じるようになることです。「ちょっと肩が張ってきたな」と思うだけで集中力が途切れるようになり、仕事にも影響するようになります。

そんな**しつこい肩こりを根本から改善するのが、肩甲骨をほぐしてやわらかくする「背中ストレッチ」です。**

肩こりの原因は諸説ありますが、肩こりになりやすい人の肩甲骨はバリバリに硬くなっていると思います。デスクに座ってパソコン作業をしたり、スマホをしばらく眺めるだけで、すぐに肩こりの症状があらわれるのは肩甲骨が硬いから。だから、前かがみの姿勢になるだけで背中や肩の筋肉に負担がかかるのです。

もちろん長時間同じ姿勢をとっていると、誰でも肩や背中はこりますが、肩甲骨が硬いとすぐにこってくるのです。

背中の筋肉（僧帽筋）の奥側にある、肩甲骨を支える菱形筋《りょうけいきん》の動きが悪くなると、肩甲挙筋《けんこうきょきん》という肩の筋肉や僧帽筋が頑張ることになります。肋骨の脇にある前鋸筋《ぜんきょきん》が硬くなると菱形筋に負担がかかり、さらに肩と背中の筋肉が頑張らなければいけなくなります。

筋肉は頑張り過ぎると血行不良に陥り、筋肉内に疲労物質を溜めるようになります。これが肩や背中がこるメカニズム。そして、**疲労物質が溜まり過ぎて筋肉の外にも溜まるとやがてかたまりとなり、神経を刺激して痛みを感じるようになります。**

肩がこるのは、元をたどると肩甲骨まわりの筋肉が硬くなっているからです。

背中ストレッチでほぐして、肩甲骨をいつも柔軟にしておけば、前かがみの姿勢がしばらく続いたとしても肩がこることはなくなります。また、肩甲骨まわりがほぐれると、丸まっていた背中を元の真っすぐな状態に戻せるし、その姿勢の維持を心がければ、肩甲骨まわりが硬くなることはありません。

背中握手ができるようになると、肩こりとさよならできるのです。

背中がほぐれると疲れから解放される

「たくさん寝たつもりだけど疲れがとれない」「ちょっと運動しただけで疲れる」「長時間歩けない」……。慢性的な疲れを感じている人は、もしかすると肩甲骨まわりが硬くなっているのが原因かもしれません。

肩甲骨まわりの筋肉が硬くなって筋肉の使い方のバランスが崩れると、肩甲骨まわりの筋肉の代わりに違う筋肉を酷使するようになります。**筋肉に負担がかかり過ぎると血流が悪くなって疲労物質が溜まるようになるので、酷**

使されている部分はどうしても疲れやすくなります。

疲れにくい体をつくるために、ウォーキングやエアロビクスなどの有酸素運動をはじめる方もいますが、肩甲骨まわりの硬さが原因だとすると、肩甲骨まわりをやわらかい状態に戻さない限り、疲れがとれることはありません。

それに、あらゆる動作の起点となる体幹部分にある**肩甲骨まわりの筋肉がよく動くようになると体を大きく動かせるようになるので、それだけ消費エネルギーが上がって有酸素運動の効果も高くなります。**

まずは、背中ストレッチで肩甲骨をほぐす。

とくに背中や首に疲れが残るという方は、肩甲骨がほぐれるだけで疲れから解放されるはずです。

四十肩・五十肩を治したいなら背中ストレッチ

「肩が痛くて腕を上げられない」「腕を自由に動かせない」「寝返りを打つと激痛が走る」……。肩の違和感や引っかかり、こわばりを放っておくと発症する四十肩・五十肩。なかには、起きたら突然、肩が上がらなくなったという方もいます。

医学的には、肩関節周囲炎と呼ばれています。まだ完全に解明されているわけではありませんが、肩関節や肩のまわりの筋肉が硬くなることが痛みの原因ではないかといわれています。

肩関節は、肩甲骨と連動して動く関節ですから、肩甲骨まわりの硬さが影響しないわけがありません。それどころか、肩甲骨まわりが硬くなることも、四十肩・五十肩の原因ではないかといわれています。

その理由のひとつは、肩こりのところで話したように、肩甲骨まわりが硬くなると、肩まわりの筋肉を酷使することになるからです。

もうひとつは、肩と肩甲骨の構造上の問題。肩甲骨が外に開いたままの状態で硬くなると、腕を上げたときに腕と肩の骨がぶつかりやすくなるからです。

四十肩・五十肩の症状を軽減したい、もしくは予防したいなら、まずは背中ストレッチで肩甲骨をやわらかくすること。それだけで肩の負担が格段に小さくなります。

ただし、四十肩・五十肩は動かしていい時期と動かしてはいけない時期があります。痛みがある場合は、まず専門医の診断を受けてから背中ストレッチをはじめるようにしてください。動かしてもいい時期なら、背中ストレッチを行うことで早期改善につながることがあります。

COLUMN

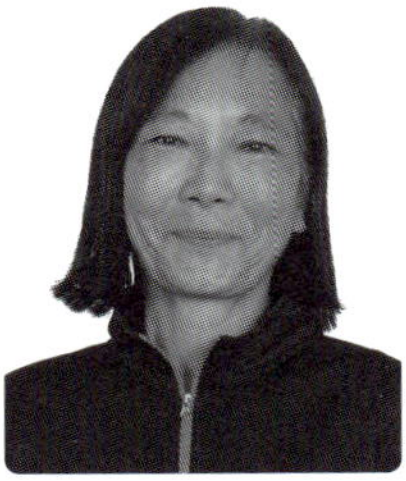

鈴木恭子さん
（65歳・パート）

五十肩の様子を見ながら、自分のペースで実践しています

五十肩で一年近く通院していました。長年の疲労が蓄積した結果だそうで、腕を上げると痛みを感じます。痛いからといって、安静にしてばかりいるとかえって良くないと聞き、今回背中ストレッチを試してみました。肩の痛みもあって、背中握手ができるようにはなりませんでしたが、多少、背中がやわらかくなったような気がします。無理のない範囲で継続していきたいです。そしていつの日か背中握手を！

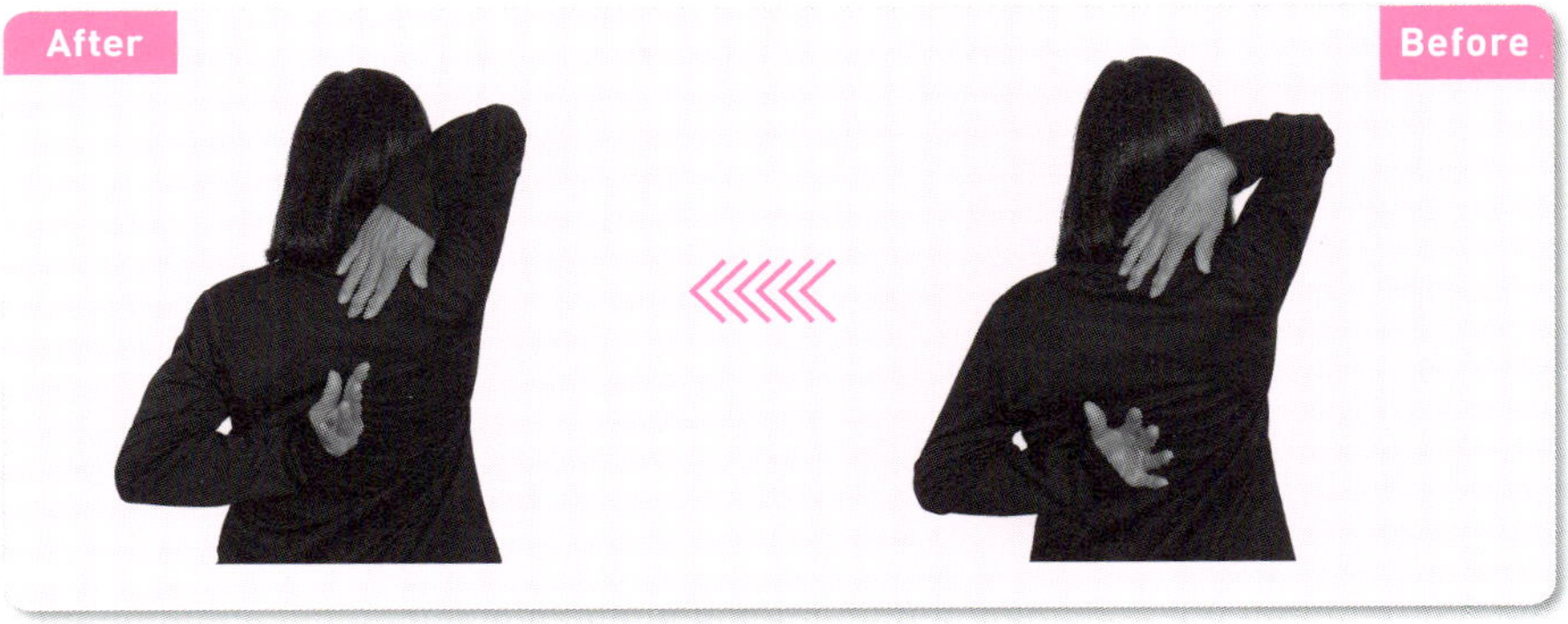

無理なく継続して改善の傾向に！

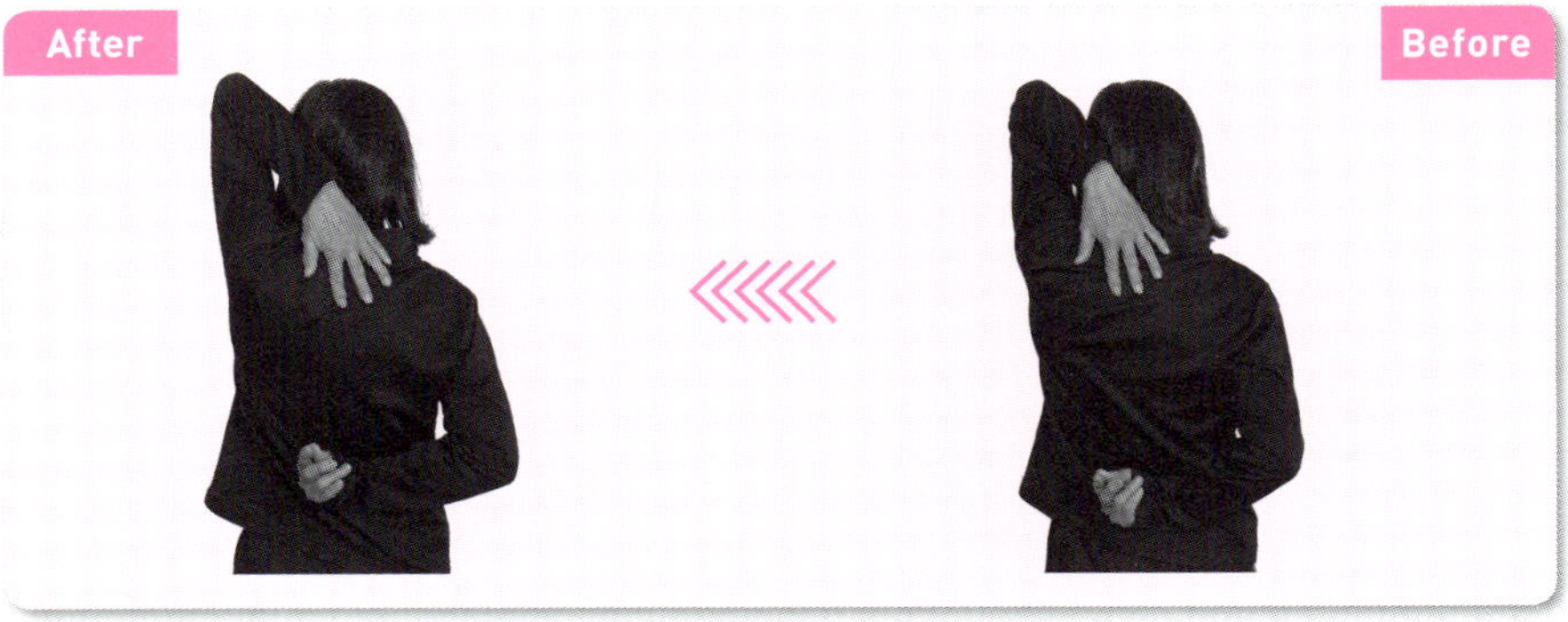

背中がやわらかくなると冷えが消える

肩甲骨まわりがやわらかくなると、冷え性も改善します。

冷え性とは、体内の熱が体のすみずみまで伝わらないことで起きる症状です。冷えを感じる部分で多いのは、手足の末端、腰、下腹部など。なかには、全身で冷えを感じる方もいます。

冷えは万病のもとといわれ、そのままにしていると肩こりや腰痛、便秘などの体の不調の原因になります。女性の場合は、生理痛や不妊などにもつながるといいます。また、体温が下がると免疫力が落ちるといわれ、風邪をひきやすくなったり、がんや心臓病などのリスクを高めることにもなります。

肩甲骨が硬くなることで冷え性を誘発する原因は、ふたつあります。

ひとつは、肩甲骨まわりの筋肉が硬くなることで血流が悪くなるからです。

第3章で、筋肉は血液の流れをサポートしているという話をしましたが、熱は血液とともに全身に運ばれています。

つまり、血流が悪くなると、熱が運ばれなくなってしまうのです。それが、あなたの手足の末端が冷たくなってしまう原因かもしれません。

もうひとつは、肩甲骨まわりの筋肉が硬くなってあまり使われなくなると、筋肉量が減り熱を生み出しにくくなるからです。

筋肉の役割はいろいろありますが、重要なもののひとつが体温の維持。私たちの体は、筋肉が収縮することでつくられる熱によって守られているのです。

それでは筋力トレーニングといいたいところですが、肩甲骨まわりが硬くなっている人の多くは運動習慣がない人です。そういう人が最初に取り組むべきことは、使われなくなっている筋肉をはたらけるようにすること。要するに、背中ストレッチで、眠っている筋肉を目覚めさせることです。

これまで使われていなかった筋肉が使われるようになるだけで熱生産力が高まり、さらに**肩甲骨まわりがやわらかくなることで血流が良くなると、その熱を体のすみずみまで届けられるようになります。**

背中握手で深い眠りを手に入れる

冷えを改善すると、睡眠の質のカギとなる深部体温が高まります。

体温には、家庭にある体温計で測る皮膚に近い体温と、内臓など体の内側の温度である深部体温があります。

実は、冷え性の自覚のある人はもちろんですが、自覚がない人の約6割も深部体温が低いといわれています。冷たいという自覚がない「隠れ冷え性」

の人たちの原因がわからない体の不調は、もしかすると深部体温の影響かもしれません。

私たちの体は、深部体温が低くなると眠くなるという仕組みが備わっています。手足から熱を放出することによって深部体温が下がり、ぐっすり眠れるのです。眠くなるときに手足が温かくなるのはそのためです。冷え性の人は、手足から熱を放出されにくいため深部体温が下がらず、不眠になりやすくなります。

なかなか眠れないとか、目覚めたときにすっきりしないという人は、冷えで睡眠の質が低下している可能性があります。冷え性の人は昼間も体温が上がらず、夜も体温を下げてはいけないと防衛機能がはたらき、深部体温の変動が少なくなります。そうなってくると、なかなか眠れなかったり、深い眠りにつけずにゆっくり休めないのです。

背中ストレッチで、血流をアップし、冷え知らずの体を取り戻せると、明日からぐっすり眠れるようになるかもしれません。

腸内環境を整えるのも、背中が決め手

背中ストレッチには、腸を整える効果もあります。

最近、いろいろなところで腸を元気にすると健康になるといわれていますが、その理由のひとつは、**腸が元気になると免疫力がアップする**からです。

私たちの体には、病原菌やウイルスなどのさまざまな外敵から体を守る免疫システムが備わっていますが、その主役である免疫細胞の約6~8割は腸にあります。つまり、腸内環境が悪くなると免疫力が落ち、さまざまな病気にかかりやすくなってしまうのです。

健康になるもうひとつの理由は、**腸が元気になると心が穏やかになる**からです。

みなさんも、「セロトニン」という幸せホルモンのことを聞いたことがあると思います。分泌されると気持ちを穏やかにしてくれるホルモンです。このホルモンは脳で分泌されるものだと思われていますが、実は、セロトニンの9割は腸でつくられています。つまり、腸内環境が悪くなると、心も乱れてくる可能性があるということです。

背中ストレッチには、この腸内環境を整える作用もあります。**肩甲骨まわりがやわらかくなると血流が改善し、腸内の老廃物の排出がスムーズになります。**また、肩甲骨を動かして背中を丸めた姿勢が改善されると、内臓が正しい位置に戻り、圧迫されることもなくなり、腸の活動が制限されることがなくなります。

腸がよく動くようになると便秘解消にもつながるため、健全な状態の腸内環境を維持することができるようになります。

自律神経の乱れは背中握手で解消する

肩甲骨まわりがやわらかくなると、自律神経を整えることになります。それによって、自律神経の乱れが原因と考えられるさまざまな体の不調が改善することもあります。

身体機能の調節や制御を司る自律神経が乱れると、とにかく体のあちこちに症状があらわれます。たとえば、体が疲れやすくなる、慢性的な微熱が続く、日中に眠気におそわれる、耳鳴りがする、吐き気がする、お腹にガスが溜まる、残尿感がある、手足がしびれる、皮膚がかゆくなるなど、人によってどこに症状があらわれるかわかりません。

自律神経の乱れがひどくなると、自律神経失調症や神経性胃炎、過敏性腸症候群などの疾患を引き起こすこともあります。


自律神経の乱れの一因になるのも、肩甲骨まわりの硬さです。

肩甲骨まわりが硬くなると、首から肩にかけた筋肉の緊張状態が続きます。

最初は血流が悪くなることで肩こりとして症状があらわれますが、**肩こりが悪化すると自律神経にまで影響を及ぼすようになります**。

というのは、首には体と脳をつなぐ神経や血管が集まっているからです。

筋肉の動きが悪くなることで圧迫や刺激を受けるようになると、正常に活動できなくなります。


ただし、**背中ストレッチで肩甲骨まわりをほぐしてあげると、乱れていた**

自律神経を元の状態に戻すこともできます。自律神経を自力で唯一コントロールできる方法は、呼吸です。肩甲骨まわりの筋肉がやわらかくなって深い呼吸ができるようになると、副交感神経が優位になって自律神経を整えられるようになります。

つらい頭痛も背中ストレッチで改善

首には、脳に栄養と酸素を送り届ける大きな動脈があります。**肩甲骨が硬くなって首や肩の筋肉の緊張状態が続き、動脈の流れが悪くなるということは、脳に十分な血液を届けられないということです。**

栄養が滞り、酸欠状態になった脳は活動が鈍くなり、痛みを感じるようになります。それが、肩甲骨まわりの硬さが原因の頭痛です。ときにはめまいや吐き気も併発《へいはつ》することもあります。

頭痛の要因はさまざまですが、メカニズムがわかりやすいのが、肩甲骨まわりの硬さからくる頭の痛み。わかりやすいだけに、改善方法も簡単です。背中ストレッチで、肩甲骨を十分に動かしてほぐしてあげるだけ。

肩甲骨まわりや首の筋肉がやわらかくなると血流がスムーズになり、脳に栄養と酸素が届くようになります。そうすると、さっきまで苦しんでいた頭の痛みからあっさりと解放されることになります。

頭が痛くなると、すぐに頭痛薬を飲みたくなるところですが、その前に背中ストレッチ。頭がスッキリすると、気分まで良くなります。

ダイエット効果抜群！　痩せる体は背中から

肩甲骨が硬いということは、太りやすい体になっているということです。

太るか、太らないかを数式にすると簡単で、摂取したエネルギーより消費したエネルギー多ければ太りませんが、少なければ太ります。

消費エネルギーでもっとも多いのが基礎代謝です。基礎代謝は生きているだけで消費するエネルギーで、1日の消費エネルギーの約6～7割を占めています。40歳を過ぎた頃から、同じ食生活をしていてもお腹まわりに肉がついてくるのは、この基礎代謝が低下してくるからです。

基礎代謝の低下を食い止める。これがもっとも効率的なダイエット方法ですが、自力で食い止める方法はたったひとつしかありません。

それは筋肉による消費エネルギーを増やすことです。筋力をつけるしかないと考えがちですが、実は、**背中ストレッチでも消費エネルギーを増やすことができます。なぜなら、肩甲骨が硬いということは、肩甲骨まわりの筋肉をふだん十分に動かせていないからです。**

肩甲骨はたくさんの筋肉に支えられています。それだけ、肩甲骨が硬くなると、動かなくなる筋肉がたくさんあります。つまり、肩甲骨がやわらかくなるだけで、消費エネルギーは高くなるということです。

さらに、肩甲骨まわりの筋肉は、あらゆる動作の起点となる体幹部分にあるため、やわらかくなるとほかの部位の動きに連動して動くようになります。硬いときより、はるかに運動量が多くなります。

背中握手ができる体になると、それだけで太りにくい体を手に入れることができるのです。

美肌・アンチエイジングにも最適！

背中握手できる体には、まだまだうれしい効果があります。

それは若々しく見られるようになることです。

肩甲骨が硬くなって背中が丸まった猫背の姿勢になると、背中が広く、ぽっちゃりとした丸みのある後ろ姿になります。これでは、若々しさとかけ離れた残念な印象を与えます。

それだけでなく、背中の筋肉が前側に引っ張られた状態が続くためにバストトップが下がり、下腹部がぽっこり出る、お尻がたれてくるなど、体のたるみが目立つようになります。さらには、顔のあごの部分にある筋肉も下に引っ張られ、顔のたるみも引き起こされます。

背中ストレッチで肩甲骨がやわらかくなって前かがみの姿勢が解消される

だけで、顔のたるみもなくなり、若々しい印象を与えられるようになります。

さらに、肩甲骨がほぐれて脳につながる動脈の流れがスムーズになると、顔の皮膚や筋肉へたっぷりと酸素や栄養が届けられるようになります。それによって肌の新陳代謝が高まり、美容効果が得られます。くすみやしわ、しみ、たるみなども改善される可能性があります。

肩甲骨はたくさんの筋肉に支えられているだけに、硬くなると体にさまざまな悪い影響を及ぼします。逆に、背中ストレッチで肩甲骨がやわらかくなると、あらゆる痛みや不調を改善したり、解消したりすることになります。背中ストレッチで肩甲骨をやわらかい状態に維持して、疲れにくい不調知らずの体を目指しましょう。

背中の筋肉がゆるめば、それだけで健康そのものなのです。

おわりに

大切なはずなのに、ついつい背中への意識が薄れてしまうのが私たちの日常生活です。よく動かさないだけでなく、長時間前かがみの姿勢をとり続けることである筋肉だけを酷使するというバランスの悪い使い方をしています。それが原因で肩がこってきたり、頭が痛くなってきたり、人によっては胃腸の調子が悪くなってきたり、体重が増えてきたりなど、体のあらゆるところに不調があらわれてきます。

それを解決するのが背中ストレッチです。本書で紹介した壁やコーナーを使ったストレッチは、誰にでもできる簡単で安全なストレッチです。動作もそれほど難しいものではありません。

まずは、紹介したどのストレッチでもかまいませんので、できそうだなと思える1種類を試してみてください。背中を動かしている感覚や肩甲骨まわりの筋肉がストレッチされる気持ちいい感覚を体感できると思います。それだけでも体と心がリフレッシュされて快適に動けるようになるはずです。

本書の目標として「背中握手」を設定しましたが、3週間プログラムでギューと握れるようにならなくても、背中ストレッチをする前より背中がやわらかくなれば十分です。あとは1カ月、2カ月と継続することです。加えて背中を動かすことを意識したり、背中をよく使う運動などをはじめると、背中はどんどんやわらかくなります。

そして、気づいたら肩こりが消えたとか、体の痛みがなくなったとか、疲れが残らなくなったとか、体の不調が消えることになるといいですね。そんななみなさんの健康の一助に「背中ストレッチ」が役に立つと幸いです。

吉田佳代

【著者】吉田佳代（よしだ・かよ）

体幹ストレッチインストラクター。

ボディバランス整体師。

AIAS オーストラリア国家資格ビューティーセラピスト。

1976 年熊本県生まれ。

自然医学の理論と健康、美容技能の解析と応用を学び、骨・筋肉・経路・経穴・リンパのすべてからアプローチした独自の整体技術を開発。

サロンにて約 6 万人の施術実績をもち、開発した背中ストレッチや背中の整体によって、さまざまな不調を解決に導いている。医師や看護師もそのアドバイスを求めて足しげく通う。

テレビ、ラジオ、雑誌などメディア露出多数。

著書に『「足裏のゆがみ」をとればやせられる！』（青春出版社）など。

【監修】川本徹（かわもと・とおる）

医師。医学博士。東京女子医科大学非常勤講師。日本消化器病学会認定専門医。
1962 年生まれ。筑波大学卒業後、大学院にて消化器病理学を専攻。大学院修了後、筑波大学消化器外科講師、テキサス大学MDアンダーソン癌センター客員講師を経て、2010 年より港区芝にみなと芝クリニック開設。消化器系疾患全般を専門として、広く内科、外科、皮膚科、整形外科領域の診療を行い、都会の総合診療科を目指している。病気の早期発見、予防に傾注する傍ら、大学で肝胆膵領域癌の分子標的治療の研究を行い、日本―タイ胆管癌国際共同研究にも参加している。

【取材協力】

ダンロップスポーツクラブ流山おおたかの森

住所：〒 270-0114　千葉県流山市東初石 6-183-1
TEL：04-7156-2795

その不調、背中ストレッチが解決します。

発行日　2019年3月5日　第1刷

著者　吉田佳代
監修　川本徹

本書プロジェクトチーム
編集統括　柿内尚文
編集担当　小林英史、堀田孝之
編集協力　名和裕寿＋原あかり（株式会社SDM）、
洗川俊一、田代貴久（キャスティングドクター）
デザイン　菊池崇＋櫻井淳志＋廣瀬梨江（ドットスタジオ）
撮影　森モーリー鷹博
ヘアメイク　木村三喜
イラスト　植木勇
校正　植嶋朝子

営業統括　丸山敏生
営業担当　池田孝一郎
プロモーション　山田美恵、浦野稚加、林屋成一郎
営業　増尾友裕、熊切絵理、石井耕平、大原桂子、矢部愛、綱脇愛、
川西花苗、寺内未来子、櫻井恵子、吉村寿美子、矢橋寛子、
遠藤真知子、森田真紀、大村かおり、高垣真美、高垣知子、
柏原由美、菊山清佳

編集　舘瑞恵、栗田亘、村上芳子、大住兼正、菊地貴広、千田真由、
生越こずえ
講演・マネジメント事業　斎藤和佳、高間裕子、志水公美
メディア開発　池田剛、中山景、中村悟志、小野結理
マネジメント　坂下毅
発行人　高橋克佳

発行所　株式会社アスコム

〒105-0003
東京都港区西新橋2-23-1　3東洋海事ビル
編集部　TEL：03-5425-6627
営業部　TEL：03-5425-6626　FAX：03-5425-6770

印刷・製本　中央精版印刷株式会社

Printed in Japan ISBN 978-4-7762-1035-1

登録するだけ!

購入者全員にプレゼント!

「背中ストレッチ」の解説動画がスマホ、タブレットなどで観られます!

本書をご購入いただいた方は、
もれなく「背中ストレッチ」の解説動画を
スマホ、タブレット、パソコンで観られます。

アクセス方法はこちら!

⇩

下記のQRコード、もしくは下記のアドレスからアクセスし、会員登録の上、案内されたパスワードを所定の欄に入力してください。
アクセスしたサイトでパスワードが認証されますと、動画を観ることができます。

https://ascom-inc.com/b/10351

※通信環境や機種によってアクセスに時間がかかる、もしくはアクセスできない場合がございます。
※接続の際の通信費はお客様のご負担となります。